病理学实训指导

主　审　尚云峰　刘　玮

主　编　吴新刚　黄　谦

副主编　卜丹霞

编　者　（按姓氏笔画排序）

　　　　卜丹霞　向安萍　吴新刚　张年凤

　　　　邹　进　夏素娟　黄　谦

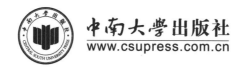

中南大学出版社
www.csupress.com.cn

前　言

　　病理学是现代医学基础理论学科之一，是连接基础医学与临床医学的桥梁。它通过运用自然科学的方法，研究疾病状态下人的形态结构和功能代谢的变化及其发生的原因、过程和结局，从而揭示疾病发生、发展和转归的规律，阐明疾病本质，为疾病的诊断、预防、治疗和护理提供科学的理论根据。

　　病理学是一门具有较强的实践性和直观性的学科，实训教学是病理学教学的重要组成部分。通过实训教学可以验证课堂理论，巩固和加强所学理论知识；可以学习一定的实验观察方法和操作技能，培养学生严谨的科学态度及实事求是的作风，以及根据实验结果进行独立思考和综合分析的能力。本教材正是为了实现上述目的而组织编写。

　　本教材分实验指导、病例分析、理论精要和达标测试四章。实验指导部分描述了常见疾病的大体标本和病理切片，并附有相关图片，以作为学生观察病理标本、切片的指南；设计了若干动物实验，使学生初步掌握复制人类疾病动物模型的基本方法，学会观察、记录和分析实验结果。病例分析部分列举了近百例临床病例资料，学生可运用学过的病理学知识，分析疾病的发生、发展、可能的病理变化和临床病理联系等，实现理论与实践、病理与临床的结合，提高学生独立分析、解决问题的能力。理论精要部分简要阐述了病理学的核心内容，有助于学生掌握病理学的基本概念和基本理论。达标测试部分提供了分章节的思考题，以帮助学生检测学习效果，达到巩固和深化理论知识的目的。附录部分提供了正常组织学图片，帮助学生进行对比观察。

　　本教材是我们教研室各位教师根据多年的教学经验编写并经反复修改而成。具体分工如下：实验指导和附录由吴新刚负责编写；病例分析、理论精要和达标测试由吴新刚、黄谦、卜丹霞、邹进、夏素娟共同编写；全书图片由吴新刚负责拍摄和改编；正常组织学图片经组胚教研室向安萍和张年凤审核和标注。

　　由于编者经验、水平有限，本实训指导的内容和文字难免存在缺点和错误，请广大老师和同学多提宝贵意见，以便今后修订时改正。

吴新刚

2013 年 6 月

目 录

第一章　实验指导

第一节　实验室规则

1. 进入实验室须穿工作服。

2. 遵守实验纪律，不迟到，不早退。实验中途因故需外出时，应向任课教师请假。

3. 保持实验室安静，不许在实验室内大声喧哗及随意走动。

4. 禁止吸烟、随地吐痰和乱丢纸屑。

5. 爱护显微镜，如发现异常及时报告老师，不得自行处理，对违反操作规程造成损坏者需照价赔偿。

6. 爱护大体标本和切片。上课前领用切片，下课后由班长或学习委员统一交回。

7. 认真、独立完成实验报告。

8. 每次实验完毕后，将实验中所使用物品按规定放置整齐。

9. 值日生做好实验室的清洁，关好门、窗，切断水、电，经老师允许后方可离开实验室。

10. 注意安全，严防触电、火灾等事故发生。

第二节　显微镜操作指南

一、显微镜的基本构造

普通光学显微镜包括机械装置和光学系统两部分，而数码显微镜还包括数码摄像系统（图1-1）。

（一）机械装置部分

1. 镜座：在最下部，起支持作用。

2. 镜臂：呈弓形，作支持和握取之用。

3. 镜筒：位于镜臂上方，上端装有目镜，下端连接物镜转换器。

4. 物镜转换器：上接镜筒，下接物镜，可以旋转以更换物镜。

5. 载物台：放切片的平台。中央有一通光孔，两侧有用以固定玻片标本的片夹。载物台上装有推片器，可前后、左右移动标本。

6. 调焦手轮：位于镜臂下方两侧，有粗调焦手轮和细调焦手轮。粗调焦手轮可使载物

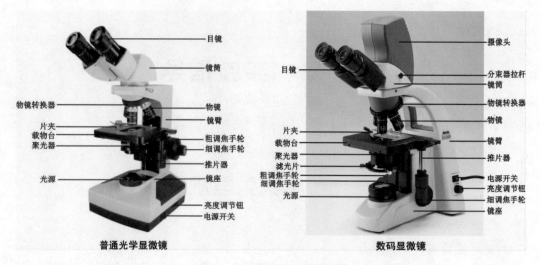

图1-1　显微镜的基本构造

台作较快速度的升降，适合低倍镜对焦；细调焦手轮可使载物台缓慢升降，进行较精细的调节，适合高倍镜和油镜对焦。

（二）光学系统部分

1.目镜：位于镜筒上端，刻有"10×"符号，表示其放大倍数。目镜镜筒内有一指针，可用于指示视野中观察物像的部位，方便示范和提问。

2.物镜：装在物镜转换器上，依放大倍数不同分为：放大镜，上面刻有"4×"，放大倍数为4倍；低倍镜，上面刻有"10×"，放大倍数为10倍；高倍镜，上面刻有"40×"，放大倍数为40倍；油镜，上面刻有"100×"，放大倍数为100倍（显微镜放大倍数＝目镜放大倍数×物镜放大倍数）。

3.聚光器：位于载物台通光孔下方，可使进入的光线集中于标本上，其一侧有聚光器垂直运动手柄，利用手柄可调节聚光器的垂直位置，上升时光线增强，下降时光线减弱。内装光圈，拨动其上的调节杆，可使光圈扩大和缩小，以调节进光量。

4.光源：在镜座上端。镜臂或镜座右侧有电源开关和亮度调节钮，旋转亮度调节钮可调节光源的亮度。

（三）数码摄像系统部分

1.摄像头：位于镜筒上端，可将视野中的物像输入计算机。

2.分束器拉杆：位于镜筒右侧，可控制视野中的物像是否进入摄像头。

二、显微镜的使用方法

1.使用前准备：揭下防尘罩，打开电源开关，旋转亮度调节钮使灯泡发亮。

2.对光：旋转物镜转换器，使"10×"物镜对准通光孔；转动粗调焦手轮，使载物台略升高；打开光圈，将聚光器调至上端极限处，再稍下降；双眼对准目镜观察，再旋转亮度调节钮，直到视野内光线明亮均匀为止；调节两目镜间距，使双眼视野重合在一起。

3.放置标本：取切片一张，先肉眼观察标本的外形、大小、颜色及盖玻片有无破损，将有盖玻片的一面朝上平放于载物台上，用片夹固定，然后转动推片器旋钮，使标本对准通光孔中央(注：使用数码显微镜时，请拔出分束器拉杆。使用完毕将拉杆推回)。

4.低倍镜观察：侧视低倍镜，旋转粗调焦手轮，将载物台提升至最高点。目镜观察，慢慢旋转粗调焦手轮，向下移动载物台，直到视野内图像清晰为止。必要时，可使用细调焦手轮。

5.高倍镜观察：首先在低倍镜下找到物像，把要观察的部分移至视野中央，并调节清晰，然后用物镜转换器转换到"40×"镜头，再用细调焦手轮调节。

6.油镜的使用：务必在高倍镜下将需观察的结构移到视野正中央，并调节清晰。开大光圈，旋转物镜转换器将高倍镜移出光路，在欲观察的标本上滴一滴香柏油，侧视油镜，慢慢将"100×"镜头移入光路，使镜面与油滴接触。从目镜观察，慢慢转动细调焦手轮，直至出现清晰的物像(注：**除有特殊要求，请不要使用油镜；而且油镜使用完毕后，必须用擦镜纸蘸少量二甲苯将标本、油镜头和其他可能有油迹的部分擦净**)。

7.观察后处理：取下切片，下移载物台，旋转亮度调节钮至光线最弱，关闭电源开关，罩上防尘罩。

第三节　实验报告示例

【示例1】

实验名称：细胞和组织的适应、损伤和修复

实验内容：大体标本(肾萎缩、肾浊肿、肝浊肿、脂肪肝、干酪样坏死、足干性坏疽)、病理切片(肾细胞水肿、肝细胞水肿、肝脂肪变性、肉芽组织)

实验目标：掌握适应、变性和坏死的类型及病变特点；掌握肉芽组织的病变特点。

实验结果：

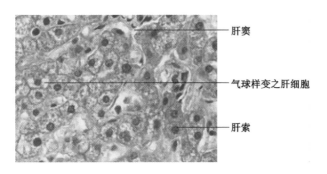

肝细胞水肿，HE，×400

肝细胞体积明显增大，肝索明显增宽、排列紊乱，肝窦受压变窄。部分肝细胞胞浆染色变浅，可见粉红色细颗粒状物质(胞浆疏松化)，部分肝细胞胞浆几乎完全透明(气球样变)。

【示例2】

实验名称：家兔空气栓塞试验

实验目标：掌握充血的病变特点；了解空气栓塞对机体的影响。

实验方法：

1. 观察家兔的一般状况：活动状态、呼吸频率、角膜反射、嘴唇颜色及瞳孔大小等。

2. 用浸有二甲苯的棉球涂擦一侧耳郭，与对侧比较。

3. 用注射器经耳缘静脉注入空气 15 mL，密切观察家兔的表现，并记录其状态改变出现的时间。

4. 待家兔死亡后，沿前正中线剪开胸腔，使心、肺完全暴露。剪开心包，观察左、右心房有无泡沫状血液。将心脏周围的大血管全部结扎、剪断，把离体心脏放在盛水玻璃器皿中，先后剪开左、右心室，观察有无气泡逸出。

5. 打开腹腔，观察肝、肠系膜的改变。

实验结果：

1. 二甲苯棉球涂擦后耳郭的表现

观察指标	血管数	血管粗细	血管颜色	局部温度
结果	增多	变粗	鲜红	升高

2. 家兔经静脉注入空气后的表现及发生时间（将观察结果**如实**填入表中）

观察项目	注射空气前	注射空气后（分钟）
活动状态		
呼吸频率		
嘴唇颜色		
瞳孔大小		
抽搐	无	
大小便失禁	无	

3. 家兔死亡后心腔内的改变

观察内容	左心	右心
心房内有无泡沫状血液	无	有
剪开心室后有无气泡逸出	无	有

结果分析：

通过耳缘静脉注入空气后，空气随血流到达右心，心脏的跳动使空气与血液相混而形成可压缩的泡沫血，后者阻塞肺动脉入口，引起急性循环衰竭而猝死。临床上，发生空气栓塞的常见原因有输液管内空气未排尽，导管连接不紧，有漏缝；加压输液、输血无人在旁看守等。因此，静脉输液时必须排尽空气，如需加压输液，护士应严密观察，不得离开患者，以防液体走空。

项目一　细胞和组织的适应、损伤和修复

一、目的要求

1. 掌握适应、变性和坏死的类型及病变特点。
2. 掌握肉芽组织的病变特点。

二、实习内容

（一）大体标本

1. 肾萎缩：肾体积增大，切面见肾实质萎缩变薄，皮髓质分界不清（图1-2）。
2. 肾浊肿：肾体积增大，颜色苍白、浑浊（图1-3）。

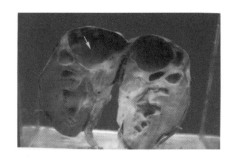

图1-2　肾萎缩

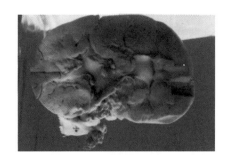

图1-3　肾浊肿

3. 肝浊肿：肝体积增大，边缘圆钝，包膜紧张，切面边缘外翻，颜色苍白、浑浊（图1-4）。
4. 脂肪肝：肝体积增大，包膜紧张，表面及切面均为黄色，切面有油腻感（图1-5）。

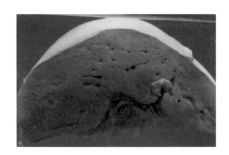

图1-4　肝浊肿

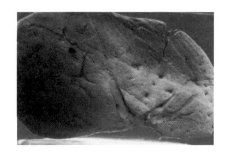

图1-5　脂肪肝

5. 干酪样坏死：坏死组织为黄白色，质地松软，细腻似奶酪（图1-6）。
6. 足干性坏疽：足背及脚趾呈黑褐色，干涸皱缩，与周围健康组织分界清楚（图1-7）。

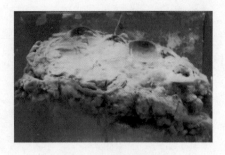

图1-6　干酪样坏死

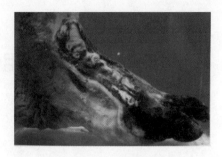

图1-7　足干性坏疽

（二）病理切片

1.肾细胞水肿：近曲小管上皮细胞体积增大，突入管腔，使管腔狭窄而不规则；部分上皮细胞胞浆内充满均匀红染的细小颗粒（胞浆疏松化），部分细胞胞浆透亮，呈气球样改变。（图1-8）。

2.肝细胞水肿：肝细胞体积明显增大，肝索明显增宽、排列紊乱，肝窦受压变窄。部分肝细胞胞浆染色变浅，可见粉红色细颗粒状物质（胞浆疏松化），部分肝细胞胞浆几乎完全透明，呈气球样改变。（图1-9）。

3.肝脂肪变性：大部分肝细胞浆内可见大小不一的圆形脂肪空泡，部分肝细胞核被挤向一边；病变严重处，肝窦受压变窄（图1-10）。

4.肉芽组织：可见大量新生毛细血管和成纤维细胞，毛细血管排列方向与表面垂直，其间可见炎细胞浸润（图1-11）。

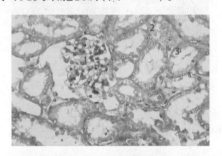

图1-8　肾上皮细胞水肿

（1肾小球；2胞浆疏松化，3气球样改变）

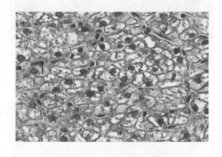

图1-9　肝细胞水肿

（1胞浆疏松化；2气球样改变，3肝窦）

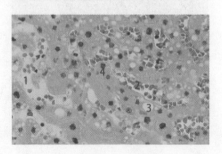

图1-10　肝脂肪变性

（1肝窦；2红细胞，3脂肪空泡，4肝细胞）

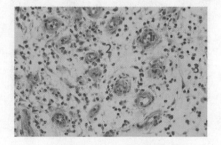

图1-11　肉芽组织

（1毛细血管；2成纤维细胞，3炎细胞）

项目二　局部血液循环障碍

一、目的要求

掌握淤血、出血、血栓、栓塞和梗死的类型及病变特点。

二、实习内容

（一）大体标本

1. 肺淤血：肺体积增大，暗红色（图1－12）。

2. 肝淤血：肝切面可见红黄相间的条纹，似槟榔的切面（图1－13）。

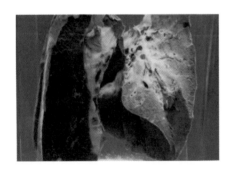

图1－12　肺淤血

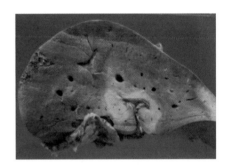

图1－13　肝淤血

3. 蛛网膜下隙出血：蛛网膜下隙广泛出血，呈黑色（图1－14）。

4. 败血症性脑出血：右侧大脑可见一黑色血凝块（图1－15）。

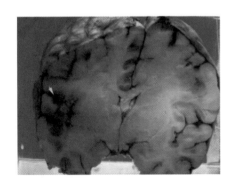

图1－14　蛛网膜下隙出血

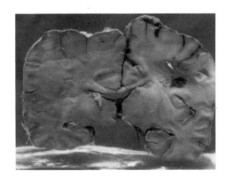

图1－15　败血症性脑出血

5. 脾贫血性梗死：梗死灶（↗）呈灰白色，质实（图1－16）。

6. 肠出血性坏死：梗死灶呈暗红色（图1－17）。

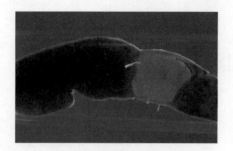

图 1 -16　脾贫血性梗死

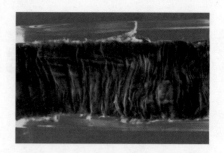

图 1 -17　肠出血性坏死

（二）病理切片

1. 慢性肺淤血：肺间质纤维组织明显增生，肺间质及肺泡腔可见含铁血黄素沉积（图 1 -18）。

2. 慢性肝淤血：肝小叶中央静脉及肝窦扩张淤血，相邻肝细胞萎缩消失，小叶周边肝细胞脂肪变性（图 1 -19）。

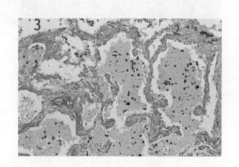

图 1 -18　慢性肺淤血

（1 含铁血黄素；2 肺间质，3 肺泡腔）

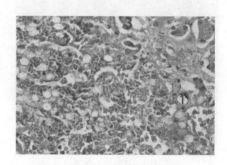

图 1 -19　慢性肝淤血

（1 脂肪空泡；2 红细胞，3 肝细胞）

3. 混合血栓：血管内可见一血栓，由淡粉色梁状血小板和小梁之间深红色丝状纤维素构成，梁网之间有大量红细胞和少量白细胞（图 1 -20）。

4. 脾贫血性梗死：梗死区（↗）仅见组织结构轮廓，与正常组织分界清楚，其间可见充血出血带（图 1 -21）。

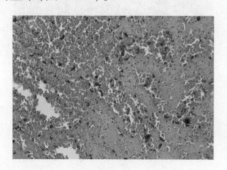

图 1 -20　混合血栓

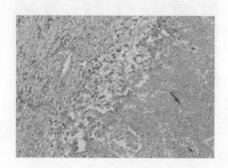

图 1 -21　脾贫血性梗死

项目三 炎症

一、目的要求

1. 掌握各类炎细胞的形态学特点。
2. 掌握常见炎症的病变特点。

二、实习内容

（一）大体标本

1. 流行性乙型脑炎：脑实质内可见成群聚集的粟粒大小半透明软化灶（↗）（图 1 - 22）。
2. 纤维素性胸膜炎：肺表面粗糙，可见灰白色绒毛状渗出物（图 1 - 23）。

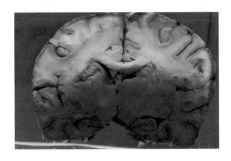 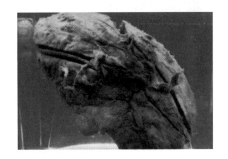

图 1 - 22 流行性乙型脑炎　　　　　　图 1 - 23 纤维素性胸膜炎

3. 渗出性心外膜炎：心包膜粗糙，表面有灰白色绒毛状渗出物附着（图 1 - 24）。
4. 脑脓肿：脑冠状切面上可见多个脓肿，脓肿腔内残留有黄白色脓性渗出物（图 1 - 25）。

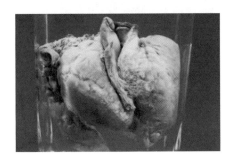 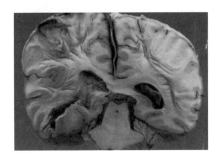

图 1 - 24 渗出性心外膜炎　　　　　　图 1 - 25 脑脓肿

5. 毛霉菌性肺脓肿：肺表面可见多个散在、大小不等的脓肿，呈黄色或黄白色（图 1 - 26）。
6. 坏疽性阑尾炎：阑尾明显肿胀，可见出血坏死，坏死部分呈污秽绿色（图 1 - 27）。

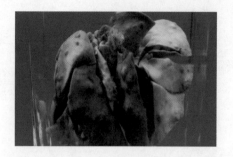

图 1 - 26　毛霉菌性肺脓肿

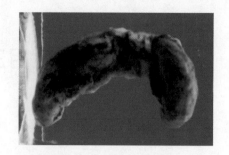

图 1 - 27　坏疽性阑尾炎

7. 肠出血性炎：肠壁可见多个暗红色坏死区（图 1 - 28）。

8. 慢性胆囊炎：胆囊壁增厚，黏膜面粗糙。（图 1 - 29）。

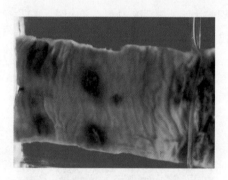

图 1 - 28　肠出血性炎

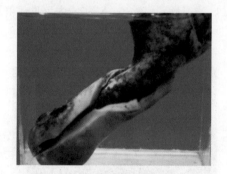

图 1 - 29　慢性胆囊炎

9. 肺炎性假瘤：肺组织内可见一灰白色，境界清楚的实性结节状肿块（图 1 - 30）。

10. 输尿管口息肉：输尿管口可见突出于其表面的短小带蒂的肿物（↗）（图 1 - 31）。

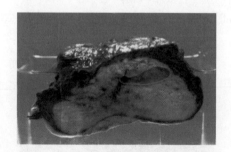

图 1 - 30　肺炎性假瘤

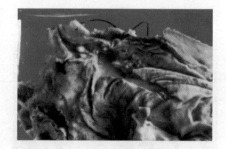

图 1 - 31　输尿管口息肉

（二）病理切片

1. 各类炎细胞：组织内可见多种炎细胞，如中性粒细胞、淋巴细胞、巨噬细胞、嗜酸性粒细胞和嗜碱性粒细胞等（图 1 - 32）。

2. 流行性乙型脑炎：神经细胞变性坏死，形成境界清楚，类圆形的筛状软化灶（图 1 - 33）。

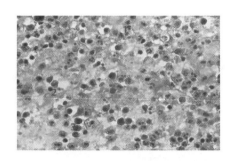

图 1 – 32 各类炎细胞

（1 中性粒细胞；2 淋巴细胞，3 巨噬细胞）

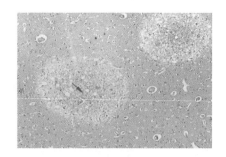

图 1 – 33 流行性乙型脑炎

（↗所示为软化灶）

3．化脓性脑膜炎：蛛网膜下隙增宽，其中有大量中性粒细胞及纤维素渗出物（图 1 – 34）。

4．急性化脓性阑尾炎：阑尾腔内充满脓性渗出物及大量中性粒细胞，部分黏膜上皮细胞坏死脱落。阑尾壁各层可见大量中性粒细胞浸润，血管扩张充血（图 1 – 35）。

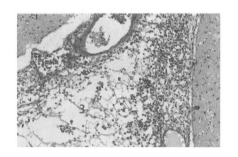

图 1 – 34 化脓性脑膜炎

（1 脑组织；2 中性粒细胞，3 纤维素）

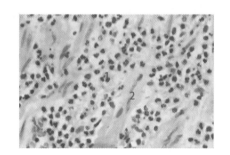

图 1 – 35 急性化脓性阑尾炎

（1 中性粒细胞；2 平滑肌细胞）

项目四 肿瘤

一、目的要求

掌握常见肿瘤的病变特点。

二、实习内容

（一）大体标本

1．肝癌肺转移：肺表面可见多个散在分布的结节状肿瘤（图 1 – 36）。

2．癌种植性转移：大网膜上可见多个肿瘤结节（图 1 – 37）。

3．淋巴结转移癌：淋巴结体积增大，其正常组织被灰白色癌组织所取代（图 1 – 38）。

4. 空肠腺瘤: 空肠黏膜表面可见一椭圆形肿物突向肠腔, 基部有蒂与肠壁相连(图1 – 39)。

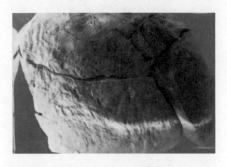

图1 – 36　肝癌肺转移

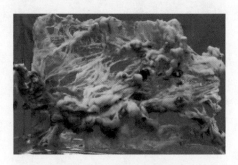

图1 – 37　癌种植性转移

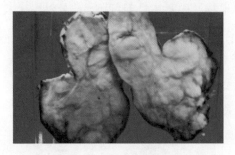

图1 – 38　淋巴结转移癌

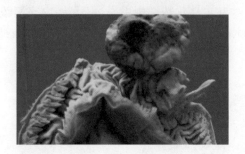

图1 – 39　空肠腺瘤

5. 龟头鳞癌: 肿瘤呈菜花状, 与周围组织分界不清(图1 – 40)。

6. 小肠腺癌: 肿瘤明显突出于肠腔, 伴坏死(图1 – 41)。

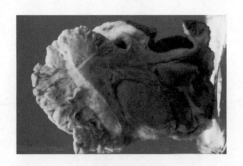

图1 – 40　龟头鳞癌

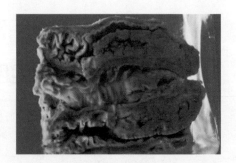

图1 – 41　小肠腺癌

7. 子宫肌瘤: 子宫体可见多个不规则灰白色结节, 表面光滑, 边界清楚(图1 – 42)。

8. 纤维瘤: 切面灰白色, 质韧, 可见纤维束呈纵横交错编织状(图1 – 43)。

9. 皮肤血管瘤: 肿瘤切面可见多个血管断面, 形似海绵(图1 – 44)。

10. 骨肉瘤: 肿瘤呈梭形, 灰白色, 破坏骨皮质并侵入周围软组织和骨髓腔(图1 – 45)。

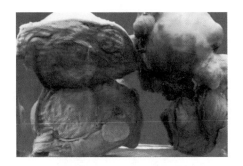

图 1 - 42　子宫肌瘤

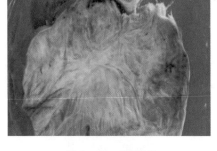

图 1 - 43　纤维瘤

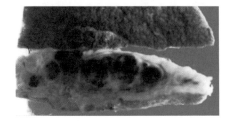

图 1 - 44　皮肤血管瘤

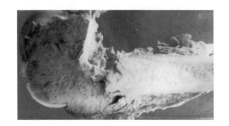

图 1 - 45　骨肉瘤

11. 肠恶性淋巴瘤：肠壁可见一孤立性肿块（图 1 - 46）。

12. 视网膜母细胞瘤：肿瘤为灰白色结节状物，切面可见出血、坏死（图 1 - 47）。

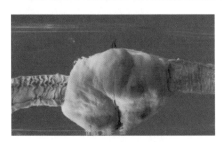

图 1 - 46　肠恶性淋巴瘤

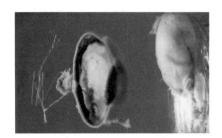

图 1 - 47　视网膜母细胞瘤

13. 卵巢囊性畸胎瘤：肿瘤为囊状，内壁光滑，含皮脂、毛发和牙齿等（图 1 - 48）。

14. 肠多发性息肉癌变：肠黏膜可见多个息肉，坏死、出血现象明显（图 1 - 49）。

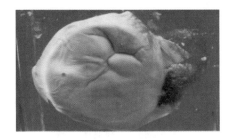

图 1 - 48　卵巢囊性畸胎瘤

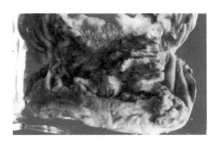

图 1 - 49　肠多发性息肉癌变

（二）病理切片

1.皮肤乳头状瘤：肿瘤呈乳头状，表面由增生的鳞状上皮覆盖，乳头中心为纤维组织、血管。瘤细胞分化成熟，呈多边形，层次清楚，有细胞间桥，异型性小（图1-50）。

2.结肠腺瘤：瘤细胞排列成大小不等、形态不整的腺腔样结构。瘤细胞为高柱状，多数为杯状细胞样，细胞分化较好，细胞核位于基底部（图1-51）。

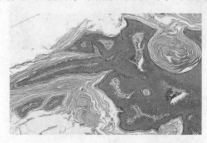
图1-50　皮肤乳头状瘤

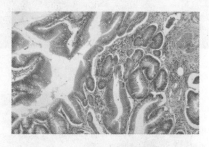
图1-51　结肠腺瘤

3.高分化鳞癌：癌巢由分化较好的癌细胞构成，中央可见粉红色同心圆排列之角化珠（图1-52），有的癌细胞间可见细胞间桥（图1-53）。

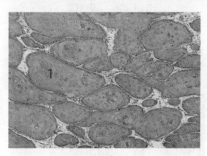
图1-52　高分化鳞癌
（1角化珠）

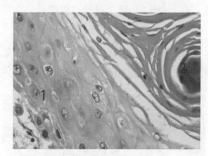
图1-53　高分化鳞癌
（1细胞间桥；2角化珠）

4.结肠腺癌：癌细胞排列成腺管状，腺腔大小不等，形状不规则，排列紊乱，染色较深，异型性大，可见较多的核分裂像和病理性核分裂像（图1-54）。

5.乳腺纤维腺瘤：间质纤维组织增生较明显，增生的腺管受挤压，有的呈裂隙状（图1-55）。

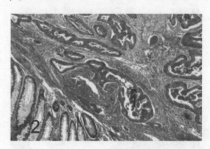
图1-54　结肠腺癌
（1癌组织；2正常组织）

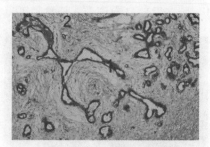
图1-55　乳腺纤维腺瘤
（1肿瘤组织；2增生的纤维组织）

项目五　心血管系统疾病

一、目的要求

掌握高血压病、动脉粥样硬化和风湿病的病变特点。

二、实习内容

（一）大体标本

1. 动脉粥样硬化：动脉内可见黄色隆起的斑块，部分斑块伴溃疡形成（图 1–56）。

2. 心肌梗死：坏死心肌呈苍白色（↗）（图 1–57）。

3. 心内膜附壁血栓：心室内可见暗褐色固体物（↗）与心内膜相连（图 1–58）。

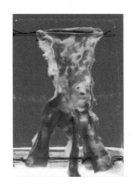 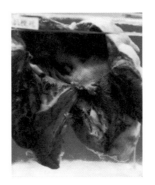 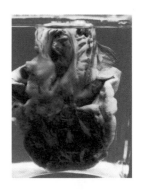

图 1–56　动脉粥样硬化　　　　图 1–57　心肌梗死　　　　图 1–58　心内膜附壁血栓

4. 脑出血：右侧脑组织内可见一黑色血凝块（↗）（图 1–59）。

（二）病理切片

1. 冠状动脉粥样硬化：冠状动脉管腔狭窄，管壁增厚，其表面为玻璃样变性的纤维帽，深层为大量无定形坏死物质（↗），其中有胆固醇结晶和钙盐沉积（图 1–60）。

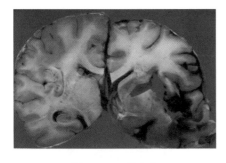 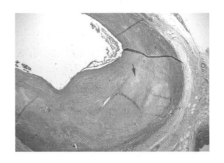

图 1–59　脑出血　　　　　　　图 1–60　冠状动脉粥样硬化

2. 原发性颗粒性固缩肾：部分肾小球纤维化，玻璃样变性(↗)，相应肾小管萎缩消失；部分肾小球代偿性肥大，肾小管代偿性扩张，可见蛋白管型(图1-61)。

3. 风湿性心肌炎：心肌间质尤其在小血管旁，可见风湿小体，其中央是纤维素样坏死，周围出现成团的风湿细胞和成纤维细胞，伴多少不等的淋巴细胞和浆细胞浸润。风湿细胞(↗)体积大，呈圆形或多边形，胞浆丰富，核大，圆形或椭圆形，染色质集中于中央并呈细丝状向核膜放散，横切面似枭眼状，纵切面呈毛虫状(图1-62)。

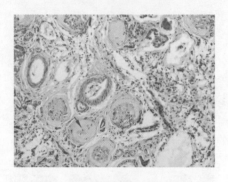

图1-61　原发性颗粒性固缩肾

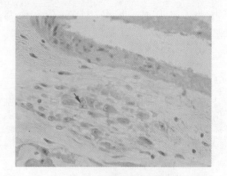

图1-62　风湿性心肌炎

项目六　呼吸系统疾病

一、目的要求

掌握慢性支气管炎、肺炎、硅肺和肺癌的病变特点。

二、实习内容

（一）大体标本

1. 大叶性肺炎：病变肺叶肿大，苍白色，质实如肝(图1-63)。

2. 小叶性肺炎：肺表面和切面可见散在灰黄色实变病灶，病灶大小不等，直径多在1cm左右，形状不规则(图1-64)。

3. 融合性小叶性肺炎：肺切面可见灰黄色实变病灶，病灶相互融合(图1-65)。

4. 肺鳞癌：肺组织内可见类圆形灰白色癌结节(图1-66)。

5. 肺腺癌：肺组织内可见灰红色癌结节，边界不清(图1-67)。

6. 肺未分化癌：肺组织内可见灰白色癌结节，边界不清(图1-68)。

（二）病理切片

1. 慢性支气管炎：黏膜上皮细胞变性、坏死、脱落(↗)，伴杯状细胞增生和鳞状上皮化生；黏膜下腺体增生、肥大，浆液腺发生黏液腺化生(↗)，支气管内可有黏液栓形成；支气管壁充血(↗)，淋巴细胞、浆细胞浸润，平滑肌断裂，软骨萎缩、钙化(图1-69)。

3. 大叶性肺炎：红色肝样变期，肺泡壁毛细血管扩张充血，肺泡腔内可见大量纤维素（↗）、红细胞和巨噬细胞（↗），部分巨噬细胞内可见含铁血黄素。灰色肝样变期，肺泡壁毛细血管受压呈贫血状，肺泡腔内可见大量纤维素、中性粒细胞和巨噬细胞，部分巨噬细胞内可见含铁血黄素（图 1 – 70）。

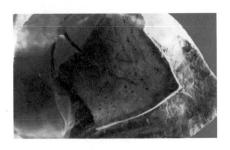

图 1 – 63　大叶性肺炎

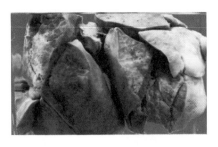

图 1 – 64　小叶性肺炎

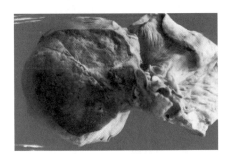

图 1 – 65　融合性小叶性肺炎

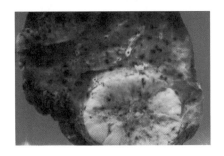

图 1 – 66　肺鳞癌

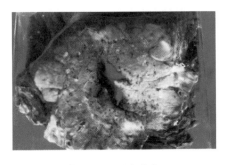

图 1 – 67　肺腺癌

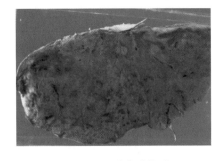

图 1 – 68　肺未分化癌

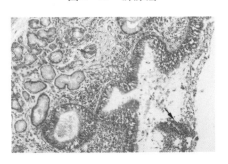

图 1 – 69　慢性支气管炎

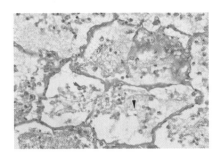

图 1 – 70　大叶性肺炎

4.小叶性肺炎：细支气管壁充血、水肿，中性粒细胞浸润，黏膜上皮坏死脱落，管腔内充满脓性渗出物，管周肺泡内可见脓性渗出物及少量红细胞、脱落的肺泡上皮细胞(图1-71)。

5.硅肺：肺组织内可见大小不等的硅结节，由呈同心圆或漩涡状排列、已发生玻璃样变的胶原纤维构成(图1-72)。

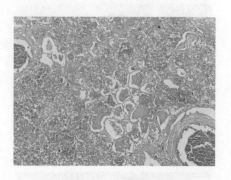

图1-71　小叶性肺炎

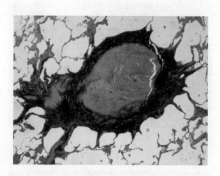

图1-72　硅肺

项目七　消化系统疾病

一、目的要求

掌握胃溃疡、食管癌、胃癌、病毒性肝炎、肝硬化和肝癌的病变特点。

二、实习内容

(一)大体标本

1.胃溃疡：溃疡为椭圆形，边缘整齐，底部平坦，周边黏膜呈轮幅状向中央集中(图1-73)。

2.食管癌：癌组织在食管壁内浸润性生长，形成明显的环形狭窄(图1-74)。

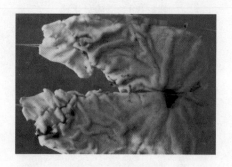

图1-73　胃溃疡

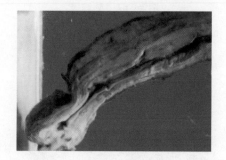

图1-74　食管癌

3. 溃疡型胃癌：癌组织坏死脱落，形成溃疡。溃疡边缘隆起，如火山口状，底部凹凸不平，直径大于 2.5 cm（图 1 - 75）。

4. 门静脉性肝硬化：肝体积缩小，质地变硬，表面结节状，大小较一致。切面见灰黄色类圆形结节，结节间为灰白色纤维间隔（图 1 - 76）。

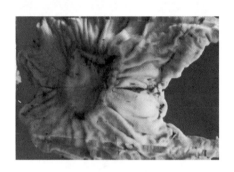

图 1 - 75　溃疡型胃癌

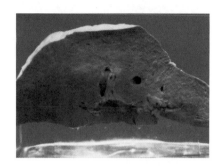

图 1 - 76　门静脉性肝硬化

5. 脾淤血：脾体积增大，淤血区呈暗红色（图 1 - 77）。

6. 原发性肝癌：肝组织内可见大小不等灰白色癌结节，无包膜（图 1 - 78）。

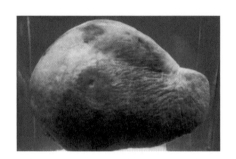

图 1 - 77　脾淤血

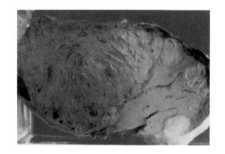

图 1 - 78　原发性肝癌

（二）病理切片

1. 消化性溃疡：溃疡处正常胃黏膜结构消失，自表面向深部可以见到四层结构：①渗出层（↗），由不等量的炎性渗出物如中性粒细胞、纤维素等构成；②坏死层（↗），由坏死的细胞、组织碎片和纤维素样物质构成的凝固性坏死；③肉芽组织层，由新鲜的肉芽组织所构成；④瘢痕层，溃疡周边黏膜组织可见急、慢性炎细胞浸润（图 1 - 79）。

2. 病毒性肝炎：广泛肝细胞变性（胞浆疏松化和气球样变）；散在点状坏死及肝细胞凋亡；小叶内坏死灶及汇管区有少量炎细胞浸润（图 1 - 80）。

3. 门静脉性肝硬化：肝小叶结构被破坏，可见假小叶形成及纤维组织增生；假小叶内肝细胞排列紊乱，中央静脉无、偏位或多个；假小叶间的纤维间隔宽窄较一致，伴小胆管增生，并可见假胆管和淋巴细胞浸润（图 1 - 81）。

4. 肝癌：癌细胞呈多边形，排列成梁柱或片巢状，其间可见扩张的血窦（图 1 - 82）。

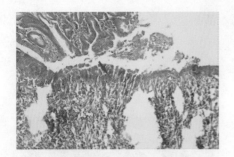

图1-79　消化性溃疡

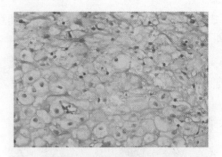

图1-80　病毒性肝炎

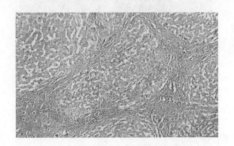

图1-81　门静脉性肝硬化

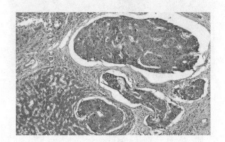

图1-82　肝癌

项目八　泌尿生殖系统疾病

一、目的要求

掌握肾小球肾炎、子宫颈癌和乳腺癌的病变特点。

二、实习内容

（一）大体标本

1.慢性肾炎：肾体积明显缩小，质地变硬，表面凹凸不平，呈细颗粒状（图1-83），切面皮质变薄，皮髓质分界不清（图1-84）。

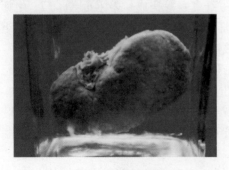

图1-83　慢性肾炎

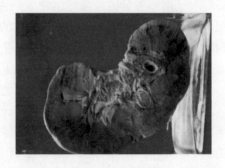

图1-84　慢性肾炎

2. 乳腺浸润性导管癌：肿瘤组织为灰白色，界限不清，可见放射状小梁从癌实质向四周纤维脂肪组织伸展而呈明显蟹足状（图1-85）。

3. Paget 病：乳头乳晕区呈湿疹样改变，乳头内陷、破坏（图1-86）。

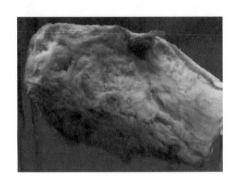

图1-85　乳腺浸润性导管癌

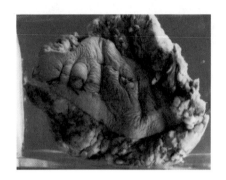

图1-86　Paget 病

（二）病理切片

1. 新月体性肾小球肾炎：大部分肾小球内可见新月体（↗）形成，部分为细胞性新月体，部分为纤维-细胞性新月体，部分为纤维性新月体。肾小管上皮细胞变性，管腔内可见蛋白及颗粒管型，部分肾小管萎缩。间质内淋巴细胞浸润和纤维组织增生（图1-87）。

2. 毛细血管内增生性肾小球肾炎：肾小球（↗）体积增大，系膜细胞和内皮细胞明显增生肿胀。肾小管上皮细胞水肿，管腔内可见管型（图1-88）。

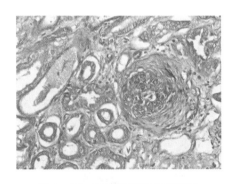

图1-87　新月体性肾小球肾炎

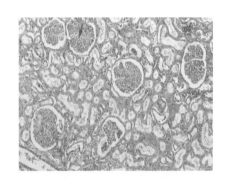

图1-88　毛细血管内增生性肾小球肾炎

3. 子宫颈鳞癌：癌细胞排列成大小不等的癌巢，中央可见角化珠（↗）（图1-89）。

4. 乳腺癌：癌细胞排列成大小不等、形态不整的腺管样（↗）。腺管上皮细胞呈多层，且参差不齐，极向紊乱，并可见较多核分裂像和病理性核分裂像。有的腺腔内可见大量脱落坏死的癌细胞。间质可见纤维组织增生（图1-90）。

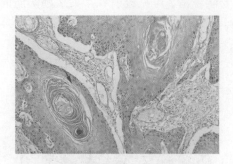

图1-89　子宫颈鳞癌

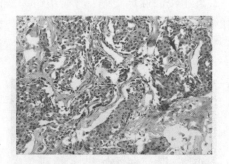

图1-90　乳腺癌

项目九　内分泌系统疾病及传染病

一、目的要求

掌握甲状腺瘤、甲状腺癌、结核、伤寒、细菌性痢疾和尖锐湿疣的病变特点。

二、实习内容

（一）大体标本

1. 甲状腺腺瘤：肿瘤呈圆形结节，有完整包膜，可见出血和囊性变（图1-91）。

2. 甲状腺癌：肿瘤为结节状，无包膜，向周围浸润，切面灰白色（图1-92）。

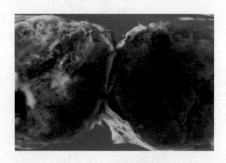

图1-91　甲状腺腺瘤

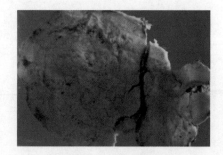

图1-92　甲状腺癌

3. 粟粒性肺结核：肺切面可见均匀、弥漫性分布的灰白色粟粒状结节（图1-93）。

4. 肝粟粒性结核：肝切面可见均匀、弥漫性分布的灰白色粟粒状结节（图1-94）。

5. 肾结核：肾体积增大，切面可见多个空洞，空洞大小不等，边缘不整齐，空洞内可见干酪样坏死物残留。肾实质破坏，肾盂肾盏变形（图1-95）。

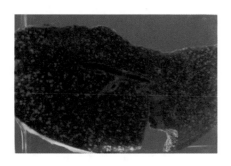

图 1 - 93 粟粒性肺结核

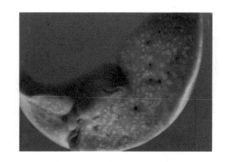

图 1 - 94 肝粟粒性结核

6.肠伤寒：肠黏膜上可见界限清楚的大椭圆形及小圆形突起病灶，有的病灶已发生坏死形成溃疡（↗），病变长轴与肠管长轴平行（图 1 - 96）。

7.肠伤寒穿孔：肠黏膜上可见多个界限清楚的大椭圆形及小圆形突起病灶，其中一处发生溃疡，已穿破浆膜层（图 1 - 97）。

8.伤寒脾肿大：脾体积增大（图 1 - 98）。

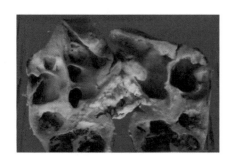

图 1 - 95 肾结核

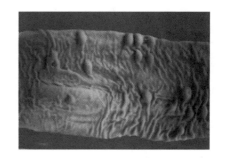

图 1 - 96 肠伤寒

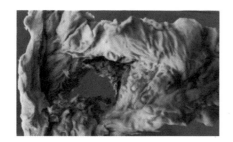

图 1 - 97 肠伤寒穿孔

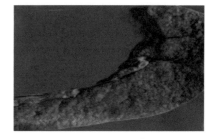

图 1 - 98 伤寒脾肿大

9.急性细菌性痢疾：肠黏膜面有假膜形成、表浅不规则溃疡及充血水肿（图 1 - 99）。

（二）病理切片

1.甲状腺癌：癌细胞排列呈乳头状，可见较多核分裂像和病理性核分裂像（图 1 - 100）。

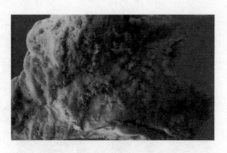

图 1 – 99　急性细菌性痢疾

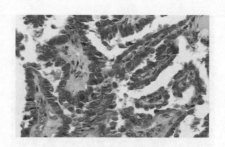

图 1 – 100　甲状腺癌

2. 肺结核：肺组织内可见多个结核结节(↗)。结节中央可见干酪样坏死，周围绕以大量上皮样细胞和一些郎罕氏巨细胞，外围有多少不等的淋巴细胞和成纤维细胞(图 1 – 101)。

3. 尖锐湿疣：表皮呈乳头状瘤样增生，浅层可见凹空细胞(↗)。凹空细胞较正常细胞体积大，胞浆空泡状，细胞边缘常残存带状胞浆，中央有大而深染的核，圆形、椭圆形或不规则形，可见双核或多核(图 1 – 102)。

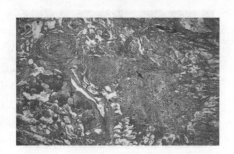

图 1 – 101　肺结核

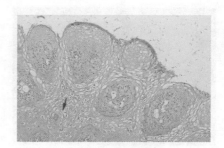

图 1 – 102　尖锐湿疣

项目十　家兔空气栓塞试验

一、实验目的

1. 掌握充血的病变特点；
2. 了解空气栓塞对机体的影响及其产生的机制。

二、实验材料

家兔、兔手术台、20 mL 注射器及针头 1 副、手术刀和手术剪各 1 把，有齿、无齿镊子各 2 把，缝合线少量，水盆 1 个，三角板 1 个。

三、方法和步骤

1. 观察家兔的一般状况：活动状态、呼吸频率、角膜反射、嘴唇颜色及瞳孔大小等。

2. 用浸有二甲苯的棉球涂擦一侧耳郭，与对侧比较。

3. 用注射器经耳缘静脉注入空气 15 mL，密切观察家兔的表现，并记录其状态改变出现的时间。

4. 待家兔死亡后，沿前正中线剪开胸腔，使心、肺完全暴露。剪开心包，观察左、右心房有无泡沫状血液。将心脏周围的大血管全部结扎、剪断，把离体心脏放在盛水玻璃器皿中，先后剪开左、右心室，观察有无气泡逸出。

5. 打开腹腔，观察肝、肠系膜的改变。

四、实验结果

1. 二甲苯棉球涂擦后耳郭的表现

观察指标	血管数	血管粗细	血管颜色	局部温度
结果				

2. 家兔经静脉注入空气后的表现及发生时间

观察项目	注射空气前	注射空气后(min)
活动状态		
呼吸频率		
嘴唇颜色		
瞳孔大小		
抽搐	无	
大小便失禁	无	

3. 家兔死亡后心腔内的改变

观察内容	左心	右心
心房内有无泡沫状血液		
剪开心室后有无气泡逸出		

五、结果分析

由兔耳缘静脉注入空气为什么会引起死亡？临床上静脉输液时应注意什么问题？

项目十一　实验性高钾血症

一、实验目的

1. 了解高钾血症对机体特别是心脏的毒性作用。
2. 了解高钾血症时心电图变化的特征。
3. 了解高钾血症的抢救措施。

二、实验材料

1. 动物：家兔。
2. 试剂：25%乌拉坦溶液，4%氯化钾溶液，10%葡萄糖酸钙溶液、0.9%氯化钠溶液。
3. 器械：兔手术台，电子称，动脉夹1个，手术器械1套，20 mL、10 mL、5 mL注射器，5 mL刻度吸管，洗耳球，50 μL微量移液器，1.5 mL塑料管，头皮针，输液装置1套，动脉插管1根，气管插管1支，血气分析仪、心电针型电极、心电图机。

三、方法和步骤

1. 称重，将25%乌拉坦溶液(3 mL/kg)从兔耳缘静脉缓慢注入(图1-103)。待家兔自然倒下，仰卧位固定(图1-104)。

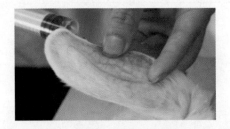
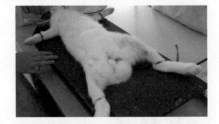

图1-103　家兔的麻醉　　　　　　　　　　图1-104　家兔的固定

2. 颈前部去毛。在甲状软骨水平向下做颈部正中切口，长约4 cm。逐层钝性分离颈部组织，暴露家兔一侧颈总动脉，并在其下穿两根细结扎线，远心端结扎，近心端用动脉夹夹住。在动脉夹的近头侧约1.0 cm处于血管下方留置一结扎线，备固定插管用。在颈总动脉远心端结扎部位附近做斜"V"形剪开(勿剪断动脉)，插入动脉插管，用预置的丝线固定动脉插管。

3. 松开动脉夹，缓慢打开三通开关，弃去最先流出的2~3滴血液后，立即将插管口对准电极板芯片的注血口，注入全血到标准刻度，盖上小盖，插入血气分析仪，进行血气分析。测定血液的pH、$[K^+]$、$[Na^+]$、$[Cl^-]$、PaO_2、$PaCO_2$、BE、SB等。

※冲洗动脉插管的方法：用5 mL注射器吸取2~3 mL 0.9%氯化钠溶液，配置正好与导管塑料管内

径大小一致的注射针头，把注射针头插入导管塑料管，使两者紧密结合。推动注射器柄，同时稍稍松开动脉夹，此时可见塑料管内血液被推回血管内。当塑料管内为0.9%氯化钠溶液时立即关闭动脉夹，同时停止推液，并使注射针头与塑料管分离。

4. 连接心电图各导联电极。具体方法为：在动物四肢远端的踝部皮下用心电针型电极插入，进针约2 cm，不能刺入肌肉。导联线按右前肢（红），左前肢（黄），左后肢（绿），右后肢（黑）的顺序连接，电极另一端连接心电图机。

5. 开启心电图机，选择 II 导联（或 aVF）导联描记 10～15 个正常心电波形。

6. 用小儿头皮针插入耳缘静脉，并用木夹固定，经耳缘静脉缓慢推注 4% 氯化钾溶液，每分钟 1.5 mL。同时，在另一侧耳缘静脉准备推注葡萄糖酸钙溶液的通路。推注氯化钾溶液时，每 3 分钟描记一次心电图，观察有无明显改变，并密切关注呼吸和血压的变化。当出现 P 波低平增宽、QRS 波群压低变宽和高尖 T 波后，停止推注氯化钾溶液。按步骤 3 的方法测定血钾浓度。

7. 继续缓慢推注 4% 氯化钾溶液，间断观察，每 2～3 分钟记录一次心电图，观察有无明显改变，同时注意呼吸和血压的变化。当出现室颤或室扑（P 波低平增宽，QRS 波群低平变宽，T 波高尖）时，立即停止推注氯化钾溶液，改为 10% 葡萄糖酸钙溶液推注。如抢救成功则恢复窦性心律。按步骤 3 的方法测定血钾浓度。

8. 打开家兔胸腔，看到心脏搏动后，迅速静脉推注 4% 氯化钾溶液（约 10 mL/kg），观察心搏变化直至停搏。

四、实验结果

项目	注射时间	氯化钾（mL）	葡萄糖酸钙（mL）	呼吸		心电图变化特点	血清钾（mmol/L）
				频率（次/min）	幅度		
注射前							
4%氯化钾（第1次）							
4%氯化钾（第2次）							
10%葡萄糖酸钙注射							
4%氯化钾（第3次）							

五、结果分析

推注氯化钾溶液时，你观察到动物呼吸频率和幅度有何变化，心电图存在哪些变化？上述改变的发生机制是什么？待动物出现高钾血症后，可设计哪些抢救治疗方案？葡萄糖酸钙抢救高钾血症的理论根据是什么？

项目十二　中毒性肺水肿

一、实验目的

了解肺水肿对机体的影响。

二、实验材料

小白鼠、重铬酸钾、浓盐酸、10%氢氧化钠溶液、天平、制氯装置、手术器械1套(手术刀、小剪刀、镊子和止血钳等)、滤纸、缝合线和玻璃培养皿。

三、方法和步骤

1.取小白鼠1只，称重，观察呼吸频率、幅度和活动状态。

2.将小白鼠放入广口瓶中，将甲夹全部打开，关闭乙夹(图1-105)。

3.氯气产生装置内加浓盐酸5 mL和重铬酸钾1 g，加热($K_2Cr_2O_7 + 14HCl \rightarrow Cl_2 \uparrow + 7H_2O + 2CrCl_2 + 2KCl$)；待瓶中生成一层薄薄云雾状气体后停止加热，关闭甲夹。

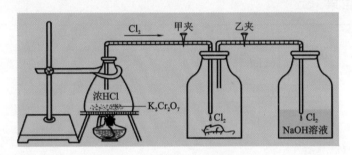

图1-105　实验装置

4.密切观察小白鼠的呼吸频率、幅度和活动状态，并记录死亡时间，打开乙夹。

5.取出死亡小白鼠，打开胸腔，观察肺组织变化，然后用缝合线结扎气管下端，在结扎的上端剪断气管取出全肺放到玻璃培养皿中，清除肺周围的其他组织。

6.用滤纸吸去肺表面水分，称重，计算肺系数(肺系数=肺重/体重)，与正常动物对照(全班可解剖一只未处理的小白鼠以计算正常小白鼠肺系数)。

7.除去结扎气管的线，压迫肺，观察是否有泡沫状液体流出。

8.用碳酸氢钠溶液吸收尾气。

四、实验结果

1.中毒性肺水肿小白鼠一般情况记录表：

项目	通入氯气前	通入氯气后
活动状态		
呼吸频率		
呼吸幅度		

2.中毒性肺水肿小白鼠解剖观察记录表：

项目	正常对照小白鼠	肺水肿小白鼠
气管内流出物	无粉红色泡沫样液体	
肺体积、颜色	体积萎陷、粉红色	
肺切面	无泡沫样液体流出	
肺系数		

五、结果分析

试分析肺水肿发生的机制，肺的形态学改变及呼吸功能障碍的发生机制。

项目十三　实验性缺氧

一、实验目的

观察不同类型缺氧的特点及其对机体的影响。

二、实验材料

小白鼠、广口瓶、钠石灰、一氧化碳（CO）产生装置 1 套、甲酸、浓硫酸、10% 亚酸钠溶液、5 mL 注射器及针头 1 副、吸管、手术器械 1 套。

三、方法和步骤

（一）低张性缺氧

1.用天平称重小白鼠，取体重相近的 2 只小白鼠（体重相差 < 1 g），数正常呼吸频率（次/10 s），并注意深度；观察活动状态及耳、尾、口唇的颜色。

2.将 2 只小白鼠分别投入含钠石灰（约 5 g）或玻璃珠的广口瓶内，待安静后塞紧瓶塞，并开始计时。每隔 3 分钟数呼吸频率（次/10 s）一次，并观察小白鼠的行为（如挣扎、痉挛等）和耳、尾、口唇的颜色变化，直至动物死亡，记录死亡时间。

3.当 2 只小白鼠都死亡后，取其中 1 只小白鼠，打开胸、腹腔，观察内脏和血液颜色并与以下各项实验小白鼠尸检作比较。

（二）CO 中毒性缺氧

1. 取小白鼠 1 只，称重，观察呼吸频率、幅度、活动状态及耳、尾、口唇的颜色。

2. 将小白鼠放入广口瓶中，打开甲夹，关闭乙夹。

3. CO 产生装置（如图 1 – 106）内先后加入甲酸（3 mL）和浓硫酸（2 mL），并立即塞紧瓶塞（可用酒精灯适当加热）。

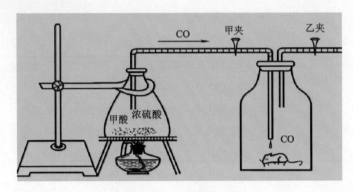

图 1 – 106   CO 产生装置

4. 记录通气时间，每隔 3 分钟数呼吸频率（次/10 s）一次，并观察小白鼠的行为（如挣扎、痉挛等）和耳、尾、口唇的颜色变化，直至动物死亡，记录死亡时间。

5. 打开死亡小白鼠胸、腹腔，观察内脏和血液颜色并与各项实验小白鼠尸检作比较。

6. 重复上述实验，在小白鼠出现痉挛、跌倒等症状或呼吸明显减慢时，立即打开瓶塞（注意先撤走烧瓶下的酒精灯，关闭甲夹），并将小白鼠从瓶中取出，观察其恢复情况。

（三）亚硝酸钠中毒性缺氧

1. 取小白鼠 1 只，称重，观察呼吸频率、幅度、活动状态及耳、尾、口唇的颜色。

2. 腹腔注射 10% 亚硝酸钠溶液 1 mL 后放入广口瓶内。

3. 观察小白鼠的行为（如挣扎、痉挛等）和耳、尾、口唇的颜色变化，直至动物死亡，记录死亡时间。

4. 打开死亡小白鼠胸、腹腔，观察内脏和血液颜色并与各项实验小白鼠尸检作比较。

四、实验结果

1. 低张性缺氧小白鼠观察指标的变化

观察指标	钠石灰广口瓶	玻璃珠广口瓶
体重（g）		
呼吸频率		
呼吸深度		
皮肤、黏膜颜色		
血液颜色		
行为改变及发生时间		
生命持续时间		

2. 不同类型缺氧小白鼠观察指标的比较

观察指标	低张性缺氧	CO中毒性缺氧	亚硝酸盐中毒性缺氧
呼吸变化			
皮肤、黏膜颜色			
血液颜色			
内脏颜色			
生命持续时间			

五、结果分析

本实验中各类型缺氧的原因和发病机制是什么？分析小白鼠口唇黏膜、耳、尾及血液颜色改变的原因？临床上，对煤气中毒和亚硝酸钠中毒者可采取哪些紧急抢救措施？

项目十四　实验性失血性休克

一、实验目的

了解休克发生、发展过程中血压、肠系膜微循环血液灌流的变化特点。

二、实验材料

家兔、25%乌拉坦溶液、1%肝素、0.9%氯化钠溶液、动物手术器械1套、兔手术台、电子秤、动脉插管2个、静脉插管1个、动脉夹3个、动脉血压装置1套、静脉输液和中心静脉压装置1套、微循环观察镜1套，1 mL、20 mL和30 mL注射器各2支。

三、方法和步骤

1. 称重，将25%乌拉坦溶液(3 mL/kg)从兔耳缘静脉缓慢注入(一般以耳朵下垂，角膜反射明显迟钝或消失，四肢瘫软作为停止注射麻醉药的指征)。

2. 仰卧位固定，颈前部去毛。在甲状软骨水平向下做颈部正中切口，长约6 cm。逐层钝性分离颈部组织，暴露家兔双侧颈总动脉和右侧颈外静脉，并在其下穿两根细结扎线备用。

3. 由耳缘静脉注入1%肝素(0.5 mL/kg)抗凝。

4. 颈总动脉插管，一侧接动脉血压装置，另一侧接放血装置；颈外静脉插管，接静脉输液和中心静脉压装置。

5. 于剑突下5 cm处向下做约10 cm长的腹部正中切口，打开腹腔，拉出一段小肠，放在微循环观察水槽内(事前注入加温的0.9%氯化钠溶液)。将曲臂显微镜移至切口最近处，固定曲臂，在4倍物镜下，选择微循环血管丰富，血流情况良好，并能观察清晰的部位后，用盖板固定肠系膜。

6. 记录正常血压，中心静脉压，观察微循环的血流状态。

7. 由颈总动脉缓慢放血(<2 mL/min)，待血压降至60 mmHg，停止放血，记录失血量并观察血压、中心静脉压、微循环血流的变化。稳定观察3分钟，记录各种指标的变化，观察微循环的血流变化，以及机体是否出现代偿性变化。将存放于50 mL注射器中的血液，经颈总动脉缓慢回输，观察并记录以上各项指标。

8. 重复步骤7，但由颈总动脉快速放血至血压为60 mmHg。

9. 重复步骤8，但由颈总动脉快速放血至血压为40 mmHg。

注意事项：

1. 颈总动脉位于气管食管沟内，结扎时应避开伴行的迷走神经。
2. 暂时性阻断血流应使用动脉夹，忌用血管钳夹持血管。
3. 血压装置的"0"点应与动物心脏处于同一水平面。
4. 各管道系统内应避免气泡。
5. 及时补充、更换微循环观察水槽里的0.9%氯化钠溶液，注意水温。

四、实验结果

实验项目		血量（mL）	动脉血压（mmHg）	中心静脉压（cmH$_2$O）	微循环			
					流速	流态	口径	管祥数目
放血前		—						
第1次	放血							
	维持	—						
	回输							
放血前		—						
第2次	放血							
	维持	—						
	回输							
放血前		—						
第3次	放血							
	维持	—						
	回输							

五、结果分析

休克不同时期微循环出现哪些变化？为什么会出现这些变化？

（吴新刚）

第二章　病例分析

第一节　绪　论

【病例 1】　女，24 岁，某报编辑。因不明原因咳嗽 1 年余入院。医生建议行支气管纤维镜检查。检查后，突发呼吸困难，抢救无效死亡。问：如何查明死因？

【病例 2】　女，42 岁。孕 6，产 4。主诉：阴道不规则流血及臭水 9 个月。自 9 个月前生小孩后一直阴道不规则流血，白带多而臭，伴下腹部及解大便时疼痛，明显消瘦。临床诊断为子宫颈癌。问：可选择哪些病理学检查方法？首选的病理学方法为哪种？确诊的方法为哪种？

【病例 3】　男，41 岁，腹部肿块半年。临床诊断为良性肿瘤，考虑手术治疗。手术中，发现肿块与周围肠管粘连，且坏死现象较明显，医生怀疑为恶性肿瘤，行扩大切除术。术后病理检查，系肉芽肿性病变。请分析医生有何过错？

（吴新刚）

第二节　组织和细胞的适应、损伤和修复

【病例 1】　老年男尸。心脏明显增大，重 950 g，左心室明显增厚，心腔扩张。镜下见部分心肌细胞体积增大，染色变深，部分心肌细胞体积缩小，核周有褐色颗粒样物。主动脉、下肢动脉及冠状动脉等内膜不光滑，有散在大小不等黄白色斑块。左股动脉及胫前动脉有不规则黄白色斑块。左下肢明显变细。前列腺体积明显增大，镜下见腺体数量明显增多。左大脑内囊出血。请分析各器官发生的基本病理变化。

【病例 2】　女，20 岁，间歇性腹痛、腹泻 2 个月，加重伴发热 2 天入院。2 个月来间歇性水样便，近 2 天来病情加重，伴发热。体格检查：消瘦。体温 39℃，面色苍白。肝肋下 3 cm。入院治疗后，病情有所好转。其母要求输血。输血半小时后，患者突发急性心力衰竭，抢救无效死亡。尸检见：肝体积增大，包膜紧张，淡黄色，质软，触之有油腻感，镜下见肝细胞内出现大小不等的圆形空泡；双侧肾苍白色，混浊无光泽，包膜紧张，镜下见肾近曲小管上皮细胞体积增大，胞浆内充满粉红色细微颗粒；心肌颜色变淡，镜下见心肌纤维肿胀。请分析各器官发生的基本病理变化。

【病例 3】　男，71 岁，既往高血压病史 30 年。尸检见：左、右冠状动脉粥样硬化，左

心室壁厚 1.5 cm，有苍白色病灶。镜下，大片心肌细胞核已消失不见，胞浆均质红染，病灶周围部分心肌细胞体积增大，染色加深，部分心肌细胞体积缩小，核周有褐色颗粒样物。心肌间质中脂肪组织丰富，由心外膜伸入至心肌细胞间。肝体积增大，淡黄色，触之有油腻感。镜下见肝细胞内可见大小不等的脂肪空泡。脾小体中央动脉和肾入球小动脉管壁增厚、均匀粉染，管腔狭窄。请分析各器官发生的基本病理变化。

【病例4】　女，20 岁，手腕锐器伤。医生进行了缝合，1 周后拆线时伤口未完全愈合，有痂。请分析伤口特点及愈合方式。

【病例5】　男，30 岁，因高热、腹胀、厌油、右上腹隐痛入院。体格检查：体温 39.5℃，肝轻度肿大。实验室检查：血清转氨酶升高，HBsAg、HBeAg 和 HBcAb 阳性。临床诊断为急性乙型肝炎。请解释上述临床表现和检查结果发生的机制。

【病例6】　男，60 岁，因心前区疼痛 4 小时就诊。4 小时前突发心前区痛，放射至左侧背部。疼痛为持续性烧灼样痛，较剧烈，并出大汗。在家中休息及含服硝酸异山梨酯后症状稍缓解，但仍有疼痛。临床诊断为心肌梗死。请问：机体通过哪种方式修复坏死的心肌？为什么？

（吴新刚）

第三节　局部血液循环障碍

【病例1】　男，25 岁，因外伤性脾破裂入院。手术后一直卧床休息。术后第 9 天，右小腿腓肠肌处有压痛及轻度肿胀。医生考虑小腿静脉内血栓形成，嘱其卧床休息，暂缓活动。问：右小腿静脉血栓形成的可能因素有哪些？

【病例2】　女，30 岁，因大面积烧伤住院 50 天后死亡。住院期间从左股静脉反复多次输血、输液 40 余天。尸检：皮肤大面积烧伤并化脓性感染，左股静脉内血栓形成，右肺见 2 个暗红色的楔形梗死灶。两肾表面散在多个绿豆至黄豆大的脓肿。问：股静脉内血栓形成与哪些因素有关？

【病例3】　男，24 岁，因车祸 2 小时急诊入院。体格检查：休克状，左小腿皮肤、肌肉撕裂、出血。X 线检查见左侧胫腓骨中段骨折。经输血、输液、止血及手术治疗后 24 小时清醒。第 6 天患者自述胸部疼痛，咯血痰，一天后胸痛自然减退，但时感胸闷。第 15 天用力大便后，忽感剧烈胸痛、呼吸困难，随即发绀、脉搏快弱、面色苍白，经抢救无效死亡。尸检：右髂静脉、左腘静脉呈索状，切开可见暗红色团块状物，质松脆，部分呈灰白色，与静脉壁紧密粘连；镜下见固体团块物由粉红色及红色两种成分构成，前者呈分支小梁状。左、右肺动脉内可见灰褐色长形固体团块物阻塞，表面干燥，可见灰白色条纹。双肺边缘可见多数小楔形暗红实变区，其边缘部呈淡红及灰白色；镜下暗红实变区仅见肺泡结构轮廓，细胞核消失，肺泡腔内可见红细胞或淡红染小泡(红细胞轮廓)，淡红色区可见新生毛细血管及成纤维细胞，中有较多白细胞，灰白色区为胶原纤维。问：(1)请做出病理诊断，并分析疾病的发生发展过程。(2)患者死亡的原因是什么？(3)住院第 6 天自述胸部疼痛，咯血痰，是怎么引起的？(4)暗红实变区边缘的淡红色区和灰白色区是什么样的组织？

【病例4】 男，40岁，慢性风湿性心脏病，近日发现二尖瓣狭窄合并心房颤动（房颤），住院治疗。在纠正房颤后，突然发生偏瘫。分析：偏瘫的原因可能是什么？试述疾病的发展过程？

【病例5】 男，24岁，因车祸2小时急诊入院。X线检查见左股骨中段粉碎性骨折。手术过程中，突然出现呼吸困难，嘴唇发绀，经抢救无效死亡。问：该患者猝死的原因和机制是什么？

【病例6】 男，5岁，10天前被自行车撞到左小腿腓肠肌处，皮肤略有损伤。事后小腿肿胀，疼痛难忍。次日出现红肿热痛。第3天出现高热。第4天左下肢高度肿胀，下达足背，疼痛更甚，皮肤裂口处流出血水。当地一诊所用大量抗生素治疗，未见效果。第6天，左足拇指呈污黑色，范围不断扩大。第10天达足背，与正常组织分界不清。在当地医院行左下肢截肢术。病理检查，左下肢高度肿胀，左足部污黑色。动、静脉血管内均见暗红色线状固体物阻塞，长约10 cm，与管壁粘着。镜下，固体物由粉红色及红色两种成分构成，前者呈分支小梁状，主要由血小板构成。问：(1)动、静脉内所见固体物是什么？分析其形成条件。(2)"左下肢高度肿胀，左足部污黑色"提示患者所患何病？结合本病的发生条件分析其发生发展过程。(3)"大量抗生素治疗"为什么无效？

【病例7】 男，50岁，农民，患风湿性心脏病30年。10年前开始出现心慌、气短，但能坚持工作。2年前开始出现下肢浮肿。1个月前出现发热，呼吸困难加重，夜间不能平卧。入院血培养见草绿色链球菌，抗生素治疗效果不佳。住院期间，下肢静脉长时间多次输液。入院第20天，突发呼吸困难，嘴唇发绀，经抢救无效死亡。尸检：心脏体积明显增大，全心肥大。二尖瓣和主动脉瓣狭窄合并关闭不全，瓣膜被破坏并可见赘生物。双肺体积增大，暗红色。左肺动脉主干内见混合血栓。右股静脉内亦可见血栓。问：(1)各器官发生了哪些基本病变？(2)患者死亡的原因是什么？(3)以该患者为例，说明血栓形成的条件。

【病例8】 女，45岁。6年前四肢大关节游走性疼痛，时有心悸感（提示风湿性心脏病）。4年前劳累后出现心悸、气急（提示左心衰竭）。2年前上述症状加重并反复出现双下肢水肿。入院前1天，患者突发高热、咳嗽、咳痰，痰中带血。入院3天后死亡。尸检：心脏体积明显增大，呈球形，重约360 g（正常250~300 g）；二尖瓣口呈鱼口状，瓣膜增厚变硬，腱索增粗，乳头肌肥大。镜检：心肌细胞体积增大，部分心肌细胞体积缩小，核周有褐色颗粒样物。双肺表面和切面可见黑色及棕褐色斑点。镜下见肺间质毛细血管扩张充血，纤维组织增生明显，肺泡腔变小，腔内可见红细胞及大量含有含铁血黄素的巨噬细胞。肝体积增大，包膜紧张，边缘圆钝，表面和切面均见红黄相间网状结构；镜下见中央静脉及周围肝窦扩张淤血，肝细胞体积变小，小叶周边肝细胞内可见大小不等的圆形空泡。脾体积稍增大，切面暗红色。根据尸检结果，请问：(1)心、肺、肝、脾发生了哪些基本病变？请作出病理诊断。(2)各脏器病变之间有何联系？

【病例9】 女，34岁，农民。10年前常出现咽痛、关节疼痛。2年前开始出现劳动后心悸、气短，休息后好转。20天前受凉后出现发热、咽痛，心悸、气短加重，同时出现双下肢浮肿，少尿，右上腹部胀痛，食欲减退，不能平卧。体格检查：半坐卧位，慢性病容，四肢末梢及口唇发绀。颈静脉怒张。双肺背部有中、小水泡音。心界向左右两侧扩大。心率110次/min，血压110/70 mmHg。心尖部有Ⅲ级吹风样收缩期杂音，雷鸣样舒张期杂音。

肝肋下 3 cm，轻压痛，肝颈静脉回流征阳性。双下肢凹陷性水肿。X 线检查：心脏向左右扩大，双肺纹理增粗。临床诊断：风湿性心脏病、二尖瓣狭窄合并关闭不全。问：(1)请分析心脏、肺和肝有何病变？(2)请阐明各病变间的联系。

【病例 10】 女性，25 岁，足月妊娠，入院当天清晨出现腹痛，并逐渐加剧。8 时许自然破膜，约 10 分钟后，突然出现寒战及呼吸困难，因抢救无效死亡。尸检：双肺水肿、淤血及出血，部分区域实变，切面红褐色，挤压可流出血性液体。镜下，肺部多数血管内可见数量不等的有形羊水成分，如胎粪、胎脂、角化物及角化细胞等，但以角化物为多。大部分肺泡腔充满水肿液，部分区域肺泡腔内充满红细胞。问：(1)请根据尸检结果作出病理诊断，并分析其发生机制。(2)该患者死亡的原因是什么？

【病例 11】 男，3 岁。因颈、双腰、臀部及双下肢后侧开水烫伤入院。经输液、抗休克、削痂植皮等治疗，病情好转。住院第 10 天中午输液结束时突然出现皮肤青紫、双眼上翻等症状。经清理呼吸道、吸氧等抢救无效死亡。尸检：心脏冠状静脉窦内见多个气泡，右心房、右心室及肺动脉外形饱满，切开可见大量血性泡沫，卵圆孔未闭，左心室、左心房内少量血性泡沫。问：(1)请根据尸检结果作出病理诊断，并分析其发生机制。(2)该患者死亡的原因是什么？

（吴新刚）

第四节　炎　症

【病例 1】 女，38 岁，1 周前左侧面部患一"疖"，红、肿、热、痛及压痛，现局部红肿发展至手掌大小，体温 38.9℃，行局部手术切开引流。当晚即出现恶寒、高热、头痛，次日体查发现患者轻度黄疸，肝、脾肿大，体温 39.5℃，WBC 计数 19.0×10^9/L。问：简述该患者疾病的发生发展过程？解释各临床表现的成因。

【病例 2】 男，28 岁，突然出现黄疸和昏迷，2 天后死亡。尸检证实为急性重型肝炎。问：本病属于炎症病理类型中的哪一类？

【病例 3】 女，36 岁，因腹痛、腹泻 1 天就诊。最初为稀便，以后为黏液脓血便，偶见片状灰白色膜状物排出。患者有里急后重感。问：(1)该患者的可能诊断是什么？属于炎症病理类型中的哪一类？(2)患者大便内为何出现灰白色膜状物？

【病例 4】 男，36 岁，转移性右下腹部疼痛，行阑尾切除术。病理学检查：阑尾肿胀，浆膜面充血，可见黄白色渗出物。阑尾腔内充满脓液。问：该患者的可能诊断是什么？属于炎症病理类型中的哪一类？

（黄　谦）

第五节　肿瘤基础

【病例1】　男，56岁，工人。1个多月前，家人发现其左颈部稍隆起，扪之有绿豆大结节。结节逐渐增大至3 cm×3 cm，质地较硬，无压痛，无红、热现象。问：该结节可能是哪些性质的病变？如何确诊？

【病例2】　男，41岁，农民。主诉：上腹部疼痛4个月，持续全腹胀痛3个月，加重20天。入院前4个月开始，饭后反复发生心前区针刺样痛或隐痛，持续约半小时，伴畏寒。3个月前腹痛转至全腹，食欲差。20天前自觉腹胀，不能进食，卧床不起。3天前开始嗳气、呕吐咖啡色液，每天10余次，每次4~5 mL。人渐消瘦。体格检查：慢性重病容，明显消瘦，左锁骨上扪及约黄豆大淋巴结，中等硬，无压痛，较固定。腹部膨隆，蛙腹状，明显腹水征。入院后给予抗感染、支持疗法和放腹水等，但患者日益衰竭而死亡。尸检：全身营养差，左锁骨上淋巴结肿大，腹部膨隆。腹腔内有黄色混浊液3000 mL，大网膜与胃、横结肠粘连成一硬条，表面有灰白结节，肠系膜和腹膜亦可见灰白色结节，腹腔脏器和腹壁间有纤维性粘连。胃小弯后壁见一10 cm×7 cm×2 cm之肿瘤，表面高低不平，有溃疡形成，并穿破至小网膜囊内。胃小弯、肠系膜、左锁骨上等处淋巴结、大网膜、腹膜、肝表面及切面均有肿瘤转移。问：（1）请根据尸检结果作出病理诊断。（2）分析肿瘤的扩散方式，并写出相应的依据。（3）请解释临床表现。

【病例3】　女，43岁，因阴道不规则流血及臭水9个月入院。体格检查：全身明显消瘦。宫颈凹凸不平、变硬，表面坏死，阴道穹窿消失。入院后用镭治疗，但病情进行性恶化，于入院后4个多月死亡。尸检：恶病质。子宫颈全为坏死腐烂之瘤组织代替，向下侵及阴道穹窿，向上侵及整个子宫，向前侵及膀胱后壁，致双输尿管受压，右侧更甚，向后侵及直肠，向两侧侵及阔韧带，并与子宫穿通。子宫，直肠，膀胱，输尿管紧密粘连成团并固定于盆腔壁，左髂及主动脉淋巴结肿大，发硬呈灰白色。肝及双肺表面和切面均见大小不等之灰白色球形结节。左肾盂扩大，为5 cm×2.8 cm，皮髓质厚1.6 cm，有轻度充血，右肾盂显著膨大成囊，切开有液体流出，皮髓质厚1.2 cm。输尿管增粗，横径1.2 cm，积液。取子宫颈、肝、肺病灶镜检，见肿瘤组织呈条索状或小团块状排列，瘤细胞大小不等，核大、深染、易见病理性核分裂，部分区域瘤细胞向鳞状上皮分化，但未见角化珠，间质多，有淋巴细胞浸润。肿大淋巴结亦见上述肿瘤。问：（1）请做出病理诊断（按肿瘤的命名原则命名），并写出相应的依据？（2）请根据三级分级法对该肿瘤进行分级。（3）请分析该肿瘤的扩散方式，并写出相应的依据？

【病例4】　男，48岁，工人。因上腹饱胀不适、纳差、乏力1个月余入院。2年前发现乙肝"大三阳"，肝功能异常。近1个月来，体重明显减轻，出现上腹饱胀，食欲减退和恶心等表现，服"胃药"多次未见好转。近1周来时有牙龈出血。入院体格检查：腹水征阳性，肝肋下7 cm，质硬，表面结节状，边缘不规则，脾肋下3 cm，双下肢凹陷性水肿。肝肾功能：总蛋白56.9 g/L，白蛋白24.0 g/L，球蛋白32.9 g/L，A/G 0.7，总胆红素93.9 μmol/L，直接胆红素46.70 μmol/L。HBsAg阳性、HBeAg阳性、抗HBc阳性。甲胎蛋白AFP＞1000 μg/L

（正常 20 μg/L）。B 超：肝右叶内见 10 cm×12 cm 强回声光团。住院 20 天后死亡。尸检：恶病质。肝脏内可见巨大灰白色结节，质地较软，中央可见出血坏死。问：（1）本例的诊断是什么？诊断依据有哪些？（2）请解释临床表现。（3）分析患者可能的死因。（4）本病的可能原因有哪些？

【病例 5】 女，45 岁，乳房肿块 1 年，生长速度加快 2 个月。1 年前无意中发现左乳腺外上方有一黄豆大肿块，无疼痛，未引起重视。近 2 个月生长速度较快，已达拇指大小。体格检查：双乳不对称，左侧外上象限明显隆起，扪之发现一直径 2.5 cm 的包块，质地较硬，边界欠清楚，较固定。皮肤表面呈橘皮样改变，乳头略向下凹陷，左侧腋窝可触及 2 个黄豆大淋巴结。临床诊断：乳腺癌伴左腋下淋巴结转移。手术活检：肿瘤呈浸润性生长，状如蟹足，质灰白，有浅黄色小点。镜下，癌细胞排列呈不规则巢状或条索状，无腺腔形成。癌细胞间可见大量的纤维组织增生，其中有新生的小血管。问：（1）本例的诊断是什么？（2）乳房皮肤的局部表现是怎样形成的？（3）腋下淋巴结可能有何病变？（4）肿瘤手术切除的范围与肿瘤的生物学行为有何关系？

（吴新刚）

第六节 心血管系统疾病

【病例 1】 女，36 岁，干部，因发热 5 天，游走性关节痛、出红斑 2 天入院。入院前 5 天出现畏寒、高热，伴全身乏力，食欲减退、大量出汗和心慌等。入院前 2 天出现双膝、踝关节红肿热痛、行走困难，四肢内侧和躯干出现红斑。患者 3 年前有过类似发病 3 次。体格检查：T 39℃，HR 130 次/min。四肢内侧和躯干见环状红斑，心尖搏动位于左锁骨中线外侧第 6 肋间，心浊音界向两侧扩大。二尖瓣区可听到三级收缩期吹风样杂音和舒张早期隆隆样杂音。血沉 50 mm/1 h，抗"O" 700 单位，咽拭子培养有溶血性链球菌生长。问：（1）本例的主要疾病是什么？请写出诊断依据。（2）请解释临床表现。

【病例 2】 男，50 岁，因心前区疼痛 6 年，加重伴呼吸困难 10 小时入院。入院前 6 年感心前区疼痛，以劳累后发作次数较多，每次持续 3～5 分钟，卧床休息后缓解。入院前 3 个月，心前区疼痛发作次数增多，且有多次在休息时发作。入院前 1 小时突感心前区剧痛，并向左肩部、臂部放射，伴大汗、呼吸困难，咳少量粉红色泡沫状痰液，急诊入院。体格检查：T 37.8℃，HR 130 次/min，Bp 80/40 mmHg。口唇发绀，呼吸急促，咳嗽，咳粉红色泡沫状痰液。双肺底可闻及湿性啰音，心浊音界向左扩大，心音弱。实验室检查：血清心肌酶显著增高。入院后因治疗无效于次日死亡。尸检：主动脉有散在灰黄色或灰白色斑块隆起，部分有钙化、出血、溃疡形成。脑底动脉管壁呈偏心性增厚变硬，腔狭窄。冠状动脉管壁增厚，管腔狭窄，室间隔大部，左心室前壁、侧壁，心尖部，右室前壁内侧心肌变软、变薄，失去光泽，镜下有不同程度的心肌坏死。问：（1）本例的主要疾病是什么？请写出诊断依据。（2）患者死亡的原因是什么？（3）请解释临床表现。

【病例 3】 男，56 岁，干部，因间断头晕、头痛 1 年余就诊。患者于 1 年前于劳累或情绪激动后出现头晕、头痛，偶有恶心和呕吐，休息后可恢复，故未加注意。半年前单位体检时测血压 150/90 mmHg，未服药。既往体健，无高血压、糖尿病和心、肾、脑疾病史。吸烟 30 余年，不嗜酒，父、母亲均死于高血压病。体格检查：Bp 150/95 mmHg。实验室检查：尿常规（－）。问：本例的主要疾病是什么？请写出诊断依据。

【病例 4】 男，57 岁。8 年前起常感头昏头痛，体检发现血压在 200/100 mmHg 左右。经治疗后情况好转。4 年前出现记忆力减退、心悸等症状。1 年前出现劳动后呼吸困难、不能平卧，咳嗽及咳淡红色泡沫痰。6 个月前出现双下肢水肿，4 个月前感下肢发凉、麻木。5 天前右足疼痛难忍，不能活动，皮肤逐渐变黑、感觉消失。入院行截肢术，术后发生心力衰竭而死亡。尸检：心脏体积增大，重 500 g。全心肥大，四个心腔均扩张，尤以左心室和左心房扩张明显。镜下见心肌细胞体积增大，心肌纤维增粗、变长。双肺体积增大，棕褐色，质较硬。镜下见肺泡隔和肺间质内有纤维组织增生伴含铁血黄素沉着；部分肺组织实变，肺泡壁毛细血管扩张充血，肺泡腔内有淡红色液体和吞噬含铁血黄素的巨噬细胞。肝大，重 1500 g，切面红黄相间。镜下见肝小叶中央静脉及周围肝窦扩张淤血，肝细胞萎缩、消失，小叶周边肝细胞内可见大小不等圆形空泡。肾体积缩小，质地变硬，表面呈细颗粒状，切面肾皮质变薄，肾皮质与肾髓质界限模糊。镜下见肾入球小动脉玻璃样变和肌型小动脉硬化，部分肾小球因缺血发生纤维化和玻璃样变，相应肾小管因缺血而萎缩、消失；病变相对较轻的肾小球代偿性肥大，肾小管代偿性扩张。脾体积增大，镜下见脾小体数目减少，脾中央动脉管壁增厚，均质红染，管腔狭小、闭塞。红髓脾窦扩张充血、窦壁增厚、纤维组织增生明显、其内可见含铁血黄素沉积。主动脉、左冠状动脉、脑基底动脉环、右下肢胫前动脉内膜面均见散在的灰黄色或灰白色斑块隆起。右胫前动脉管腔内有一灰黄色圆柱状物堵塞，与管壁紧密粘连。右足背皮肤干燥、皱缩、发黑、与健康皮肤分界清。脑重 1180 克、脑沟加深，脑回变窄。问：（1）本例的诊断是什么？请写出诊断依据。（2）请对各脏器的病变做出病理诊断，并写出相应的依据。（3）各脏器病变之间有何联系？

【病例 5】 男，45 岁，因心脏杂音 25 年，低热 2 周，胸闷、气促 1 个月余入院。患者在 25 年前体检时曾发现有心脏杂音。近 1 个月来常感乏力、胸闷、气促、食欲不振，伴咳嗽、咳白色痰。体格检查：T 38℃，Bp 55/50 mmHg，HR 89 次/min。睑结膜淤点，心尖部闻及双期杂音，手掌小鱼际处有淡紫色微隆起的小结，压之微痛。实验室检查：类风湿因子（＋）、血培养两次草绿色链球菌（＋）。超声心动图提示二尖瓣增厚，回声增强，二尖瓣叶可见赘生物。问：（1）该患者的诊断是什么？请写出诊断依据。（2）本病与风湿性心内膜炎的区别有哪些？

【病例 6】 男，36 岁，工人。因突发神志不清及昏睡 2 小时入院。患者既往有高血压病史 8 年。2 小时前起床小便时，自觉右手、右脚软弱无力，不能支持而跌倒，站起后再次跌倒。1 小时前出现右手痉挛，半小时前右下肢也发生阵发性抽搐，昏睡不醒，小便失禁，急送医院。入院后经各方面抢救治疗，但昏睡及阵发性痉挛持续加重，于入院第 2 天死亡。尸检：心脏重 458 g（正常 250～300 g），左心室壁厚 2.2 cm（正常 1～1.2 cm），右室厚 0.5 cm（正常 0.3 cm）。左乳头肌及肉柱显著肥大。双肺可见大小不一实变区，左下肺有融合性实变区，镜下见肺组织充血，细支气管腔及附近肺泡腔内有中性粒细胞等炎性渗出物。脑重 1375 g（正常 1350～1450 g），脑脊液红色，脑膜血管高度充血，左大脑半球肿胀、柔软，有血液自左大脑脚处流出。脑水平切面见左大脑半球内囊附近有拳头大出血块，左侧脑室向右侧偏斜，其内可见血凝块。肾体积缩小，表面轻度颗粒状，切面肾皮质变薄。肝、脾、胰等处小动脉管壁增厚，可见玻璃样变。问：（1）本例的诊断是什么？请写出诊断依据。（2）请对各脏器的病变做出病理诊断，并写出相应的依据。（3）各脏器病变之间有何联系？（4）患者的死亡原因是什么？（5）请解释临床表现。

（邹　进　吴新刚）

第七节　呼吸系统疾病

【病例1】　男，65 岁。因慢性咳嗽、咳痰 30 年，加重伴发热 10 天入院。30 年前患者出现咳嗽、咳痰，并逐年加重，每年累计发作时间常超过 3 个月，无痰中带血，无盗汗、乏力，无下肢水肿。此次入院前 10 天受凉后再次出现咳嗽，咳黄脓痰，发热，体温最高达42℃，无寒战，无胸痛，伴喘息。有吸烟史 40 余年，量 10 支/d。体格检查：T 36.7℃，P 74 次/min，R 20 次/min，Bp 100/65 mmHg。中下肺可闻及湿啰音。无下肢水肿。X 线检查：两肺纹理增粗、紊乱，并可见小点片状阴影。临床诊断：慢性支气管炎合并感染。问：（1）何谓慢性支气管炎？有何临床特点？（2）是否同意此病例的临床诊断？为什么？（3）慢性支气管炎有哪些并发症？

【病例2】　男，80 岁，工人，因间断咳嗽、咳痰 40 余年，加重 1 周来院就诊。患者于入院前 40 余年始咳嗽、咳痰，此后反复发作，多以受凉为诱因。近 10 余年症状加重，每年的发作时间至少持续 3 个月，并逐渐出现活动后气短。入院前 1 周，受凉后症状再次发作，咳嗽、咳白黏痰，量较多，约 60 mL/d，伴喘息、气短、憋气，无发热、咯血、盗汗、乏力，无胸痛，无下肢水肿。体格检查：T 37.3℃，P 86 次/min，R 21 次/min，Bp 130/85 mmHg。口唇轻度发绀，桶状胸，叩诊两肺呈过清音，双肺呼吸音粗，右上肺可闻及湿啰音。心界不大，未闻及病理性杂音。无下肢水肿。X 线检查：右上肺纹理增粗。问：（1）本病例的诊断是什么？诊断依据有哪些？（2）患者为什么会出现咳嗽、咳痰、喘息、发绀、桶状胸？

【病例3】　女，60 岁。因反复咳嗽、咳痰 11 年，伴气促、心悸 3 年，下肢水肿 2 年，加重 3 个月入院。11 年前感冒后发热、咳嗽、咳脓痰。以后每逢冬春季常咳嗽、咳白色泡沫痰，有时为脓痰，反复加重。3 年前，在劳动或爬坡后常感心悸、呼吸困难。2 年前开始反复下肢凹陷性水肿。3 个月前受凉后发热、咳嗽加重，咳脓痰，心悸气促加剧，不能平卧，急诊入院。体格检查：T 37.4℃，P 98 次/min，R 28 次/min，Bp 102/79 mmHg。慢性病容，端坐呼吸，嗜睡，唇及皮肤明显发绀，颈静脉怒张，吸气时胸骨及锁骨上窝明显凹陷，桶状胸，叩诊呈过清音，双肺散在干湿啰音。HR 98 次/min，心律齐，心浊音界缩小。双下肢凹陷性水肿。问（1）根据所学病理知识，对患者作出诊断并说明诊断依据；（2）试分析患者疾病的发展演变经过。

【病例4】　男性，60 岁，因反复咳嗽、咳痰 15 年，气促 4 年，加重伴双下肢水肿 2 周入院。患者于 15 年前受凉后开始出现咳嗽、咳痰，多在冬春季发病，最近几年发作频繁，每年至少发作持续 3 个月。4 年前开始出现气促，2 周前病情加重，咳脓痰伴双下肢水肿。体格检查：T 37.8℃，P 130 次/min，R 28 次/min，Bp 102/79 mmHg。桶状胸，叩诊过清音，双肺布满干、湿啰音。肝肋下 2 cm，肝颈静脉回流征阳性。双下肢凹陷性水肿。X 线检查示双肺透明度增加，肺纹理增粗，心脏体积增大，肺动脉段突出。临床诊断：慢性支气管炎、慢性阻塞性肺气肿、慢性肺源性心脏病。问：(1)什么是慢性肺源性心脏病？(2)慢性支气管炎、慢性阻塞性肺气肿、慢性肺源性心脏病之间有何关系？

【病例5】 男，54 岁，有 35 年吸烟史。因反复咳嗽、咳痰 20 年，少尿伴双下肢水肿 1 周入院。近 20 年来反复出现咳嗽，咳白色黏液泡沫样痰，有时为黏液脓性。最近几年症状出现频繁，并伴气短，尤以过劳或受凉后明显。近 1 周来出现少尿伴双下肢水肿。体格检查：T 37.8℃，P 125 次/min，R 25 次/min，Bp 115/75 mmHg。神志清，端坐位，口唇发绀，颈静脉怒张，桶状胸，叩诊过清音，双肺下野可闻及干、湿啰音。心浊音界不易叩出。肝肋下 3 cm，双下肢凹陷性水肿。X 线检查：两肺纹理增多、增粗、紊乱，肺动脉段明显突出，右心室增大。问：(1)本例的诊断是什么？(2)诊断依据是什么？(3)试述疾病的发生发展过程。

【病例6】 男，53 岁，农民，有抽烟史 35 年。慢性咳嗽 30 余年，每年冬天咳嗽加剧，有时畏寒发热，反复发作，至今未愈。近年来，体力劳动后气促，1 个月前发现双足水肿，最近几天出现尿少。医生检查发现桶状胸，肺部叩诊过清音，肝脾肿大，颈静脉怒张，双下肢水肿。(1)患者的可能诊断是什么？请写出诊断依据。(2)简述该疾病的发生发展过程。

【病例7】 男，42 岁，3 天前淋雨后感头疼、畏寒，继而出现高热、咳嗽，咳出的痰呈铁锈色，并感右侧胸痛，气急、胸闷，不能平卧。体格检查：T 39℃，P 112 次/min，R 26 次/min。血常规：白细胞 13×10^9/L，中性粒细胞 86%。X 线检查：右肺下叶大片密度增高阴影。问：(1)本例诊断为何病？写出诊断依据。(2)用所学病理知识解释患者为何会出现畏寒、高热、咳嗽、咳铁锈色痰、胸痛、气急、胸闷、不能平卧等症状。

【病例8】 男，30 岁，春游时淋雨，出现畏寒、高热、胸痛、咳铁锈色痰伴呼吸困难 2 天入院。体格检查：T 39℃，P 96 次/min，R 26 次/min。患者精神差，呼吸急促，口唇发绀。触诊语颤增强，叩诊浊音，听诊支气管呼吸音，左下肺闻及少许湿啰音。血常规：白细胞 13×10^9/L，中性粒细胞 90%。X 线检查：左肺下叶大片密度增高阴影。问：(1)根据病史做出诊断，写出诊断依据。(2)患者为什么会出现畏寒、发热、胸痛、咳铁锈色痰、呼吸困难？(3)本病可出现哪些并发症？

【病例9】 男，20 岁，学生。酗酒后遭雨淋，于当天晚上突然起病，寒战、高热、呼吸困难、胸痛，继而咳嗽，咳铁锈色痰，其家属急送当地医院就诊。听诊，左肺下叶有大量湿啰音；触诊语颤增强；血常规：白细胞 17×10^9/L；X 线检查，左肺下叶有大片致密阴影。入院经抗生素治疗，病情好转，各种症状逐渐消失；X 线检查，左肺下叶的大片致密阴影缩小 2/3 面积。患者于入院后第 7 天自感无症状出院。冬季征兵体检，X 线检查左肺下叶有约 3 cm×2 cm 大小不规则阴影，周围边界不清，怀疑为"支气管肺癌"。在当地医院即做左肺下叶切除术。病理检查，肺部肿块肉眼为红褐色肉样，镜下为肉芽组织。问：(1)患者发生了什么疾病？(2)患者为何出现高热、寒战、白细胞计数增多？(3)患者为什么会出现咳铁锈色痰？(4)左肺下叶为什么会出现大片致密阴影？(5)怀疑左肺下叶的"支气管肺癌"在病理检查后确诊为什么病变？是如何形成的？

【病例10】 男，2 岁。因咳嗽、咳黏液泡沫痰、气喘 7 天入院。体格检查：T 39℃，P 165 次/min，R 30 次/min。患者呼吸急促、面色苍白，口唇发绀，鼻翼扇动。两肺背侧下部可闻及湿啰音。实验室检查：血常规：白细胞 $20 \times 10^9/L$，中性粒细胞 83%，淋巴细胞 17%。X 线胸片：左右肺下叶可见不规则斑点或灶状阴影。临床诊断：小叶性肺炎、心力衰竭。入院后曾用抗生素及对症治疗，但病情逐渐加重，治疗无效死亡。尸检：左右肺下叶背侧实变，切面可见大小不等的散在灰黄色病灶，有的病灶互相融合。镜下可见细支气管管壁充血并有中性粒细胞浸润，管腔中充满大量中性粒细胞及脱落的上皮细胞。病灶周围的肺泡腔内可见浆液和炎细胞。问：(1)你是否同意临床诊断？根据是什么？死因是什么？(2)根据本例病变特点与大叶性肺炎如何鉴别？(3)根据病理变化解释临床出现的咳嗽、咳痰、呼吸困难、发绀、湿性啰音及 X 线影像等表现。

【病例 11】 女，3 岁，因高热、咳嗽、咳脓痰伴喘息 4 天入院。体格检查：T 39.8℃，P 156 次/min，R 28 次/min。精神差，呼吸急促，口唇发绀，双肺闻及散在湿啰音。血常规：白细胞 $15.8 \times 10^9/L$，中性粒细胞 89%。X 线检查见左右肺下叶散在小片状阴影。问：(1)本例的初步诊断和诊断依据是什么？(2)患儿经对症治疗后不幸死亡，试说出尸检时肺部可能出现的病理变化。(3)患儿死亡的原因是什么？

【病例 12】 男，56 岁。有吸烟史 27 年。因咳嗽、痰中带血 3 个月入院。X 线检查在左肺上叶见一 3 cm×2 cm 的结节状阴影。支气管镜检：左肺上叶有一 3 cm×2 cm 的结节，无包膜，与周围组织境界不清。取组织活检，镜下细胞异型性明显，排列呈巢状，可见细胞间桥及角化珠。问：本例的初步诊断及诊断依据。

【病例 13】 女，46 岁。颈部椎骨骨折 1 天入院。2 个月前出现颈部疼痛，经按摩等治疗可缓解。最近疼痛加剧，1 天前在做按摩时出现骨折。入院后 X 线检查见颈部椎骨骨折；右肺肺门处见一 4 cm×5 cm 的结节状阴影。痰细胞学检查见癌细胞，似鳞状上皮细胞。问：(1)本例的诊断是什么？(2)为什么会出现颈部椎骨骨折？

（卜丹霞）

第八节　消化系统疾病

【病例 1】 男，38 岁，医生。突发上腹剧痛，呼吸时加重 3 小时急诊入院。20 多年前开始上腹部疼痛，以饥饿时明显，伴返酸、嗳气，有时大便隐血(＋)。5 年前疾病发作时解柏油样大便，乏力。入院前 3 天自觉每天 15 时~16 时及 22 时上腹不适，未予注意。入院前 3 小时突发上腹部剧痛，面色苍白，大汗淋漓入院。体格检查：P 110 次/min，Bp 100/80 mmHg。神清，呼吸浅快，心肺听诊未见异常，腹壁紧张，硬如木板，全腹压痛，反跳痛。腹部 X 线透视：双膈下积气。临床诊断：十二指肠溃疡穿孔。急诊手术，行胃大部分切除术。问：(1)你同意临床诊断吗？为什么？(2)若在十二指肠溃疡处作一组织切片，镜下可见哪些病理变化？(3)用病理学知识解释疾病发展过程中所出现的症状和体征及所发生的并发症。

【病例 2】 男，32 岁，教师。周期性、节律性上腹部疼痛 5 年，突发剧烈疼痛伴呕吐 1 小时入院。5 年前开始出现上腹部隐痛，疼痛多发生在上午 11 时左右，下午 4~5 时，进食后缓解，常有夜间疼痛。有时有反酸、胃烧灼感。入院当日突发上腹部剧烈疼痛，伴恶心呕吐,吐出胃内容物,急诊入院。半年前曾做胃镜检查,十二指肠球部溃疡,椭圆形。入院体格检查: T 37.2℃, P 100 次/min, R 22 次/min, Bp 124/80 mmHg。急性病容,板状腹,上腹部压痛、反跳痛。叩诊肝浊界消失。腹部 X 线透视膈下有游离气体,经外科急诊手术治愈出院。问:(1)请做出诊断并说明诊断依据?(2)叙述消化性溃疡的病理变化、临床表现及合并症?

【病例3】　男,33 岁,近 2 年间断性上腹部疼痛(多在餐后 2 小时内),伴反酸、嗳气。5 小时前因生气后饮酒,突发右下腹剧烈疼痛,持续 2 小时后疼痛扩展至全腹。体格检查: P 106 次/min, Bp 130/80 mmHg。急性病容,面色苍白,腹肌紧张,有明显压痛及反跳痛,肠鸣音未闻及。X 线膈下游离气体可疑。急行剖腹探查术,腹腔内见胃内容物,于胃小弯近幽门约 1.5 cm 处见一直径 3 mm 圆形穿孔,行胃次全切除术后痊愈出院。问:(1)结合症状、体征试作出诊断并说明诊断依据。(2)试分析该病的病因及发病机制。(3)该病的好发部位在何处? 病变特点如何? (4)该病的结局如何? 常见并发症有哪些?

【病例4】　女,38 岁,上腹部隐痛 2 年余。近半年来腹痛加剧,经常呕吐,食欲极差;近半个月来出现低热而收入住院。体格检查:消瘦,面色苍白,T 37.8℃, P 80 次/min, Bp 100/80 mmHg,两侧颈部、左锁骨上及腋窝淋巴结肿大,两肺可闻及湿啰音。肝大,肋下两指。胸透:双侧肺叶见大量直径 1~3 cm 大的致密阴影,边界清楚。B 超:肝组织上有数个直径 2 cm 左右的结节,边界清楚。入院后经抗感染、抗结核治疗均不见好转。半小时前排黑色大便,呕吐大量鲜血,昏迷,抢救无效,死亡。尸检:双肺表面见数个直径 2 cm 大小灰白色肿块,质硬,边界清楚。胃贲门处有一 4 cm×4 cm×5 cm 肿块,沿胃壁浸润生长,灰白质硬,表面有溃疡,出血。胃周围淋巴结、颈部及腋下淋巴结肿大,质硬,切面灰白色。肝大,表面可见数个 1 cm×1 cm×2 cm 的灰白色肿块,质硬,与周围组织界限清楚。腹膜表面较粗糙,见数个直径 0.5~1 cm 的结节,灰白色。问:(1)本病例的诊断是什么? 直接死亡原因是什么?(2)肺部及肝部的肿块是什么?(3)腹膜上的结节是如何形成的?

【病例5】　男,25 岁,肝区疼痛、纳差、厌油 5 天。体格检查:肝肋下 2 cm,表面光滑,有触痛。实验室检查:谷丙转氨酶增高,HBsAg 阳性。临床诊断:急性普通型肝炎。问:(1)该病的主要病变特点是什么?(2)患者为什么会出现肝肿大及肝区疼痛?

【病例6】　男,21 岁,学生。于 9 天前出现上腹饱胀及乏力。次日加剧,尿黄。第 3 天全身皮肤发黄,乏力明显加重,伴有恶心、呕吐。体格检查:肝剑突下 3.5 cm。血清胆红素 316.3 μmol/L,谷丙转氨酶 1009U,凝血酶原时间 123 s。入院后黄疸进行性加重,次日出现神经精神症状,继之昏迷,消化道持续大量出血,抽搐而死亡。尸检:皮肤及巩膜重度黄疸,肝重 750 g,质地柔软,表面暗红黄染。镜检:肝细胞大片坏死,肾小管上皮变性坏死,肺组织广泛出血。问:(1)本病属哪型肝炎? 诊断依据是什么?(2)患者身强力壮抵抗力强,为什么病变如此严重?(3)分析该患者全身出血的原因。(4)分析该患者的死亡原因。

【病例7】　男,61 岁,退休工人。因呕血 1 小时入院。患者去年 7 月份在某医院诊断为"肝硬化失代偿期"。1 小时前进食晚餐后出现恶心,呕出鲜红色血液,量约 300 mL,无血凝块,伴头晕、心悸、口干。入院后又呕鲜血约 500 mL,头昏、乏力。次晨共解柏油样便 2 次,每次约 150 g。患者有乙肝病史多年,确诊"肝硬化" 1 年余。入院体格检查:慢性病容，颈侧见两处蜘蛛痣，巩膜黄，乳房发育，有肝掌，腹膨软，可见"海蛇头"。肝肋下未及，脾肋下 3 cm，腹部移动性浊音阳性。乙肝标志物测定（ELISA 法）：HBsAg 阳性、HBeAg 阳性、抗 HBc 阳性。胃镜：食管中下段静脉中 - 重度曲张。B 超：提示肝硬化，门静脉高压，脾肿大，中等量腹水。问：（1）患者的可能诊断是什么？请写出诊断依据。（2）解释患者出现呕血 800 mL、蜘蛛痣、巩膜黄、移动性浊音阳性的原因。

【病例8】 男，40 岁，乙肝病史 10 年。1 年前开始出现食欲不振、腹胀，并逐渐加重。体格检查：巩膜轻度黄染，腹部膨隆，腹壁浅静脉怒张，移动性浊音阳性，肝脾触诊不满意。肝掌，前胸壁散在蜘蛛痣，下肢水肿。HBsAg（＋），凝血酶原时间 45 s，谷丙转氨酶 104 U，清蛋白 31 g/L，球蛋白 45 g/L，清/球 0.68∶1。入院 4 天排便后突发上腹部剧痛，面色苍白，呕血约 600 mL，排柏油样便 2 次，每次约 100 g。5 天后出现神经精神症状，继而昏迷死亡。尸检：皮肤及巩膜重度黄染，腹腔内有黄色澄清液体约 4000 mL，肝重 800 g，表面和切面见多个直径 1～2 cm 的结节，脾重 900 g，食管下段静脉丛明显曲张。镜检：肝小叶结构破坏，假小叶形成。问：（1）请对本病作出诊断，写出诊断依据。（2）分析该患者出现呕血的原因。（3）分析该患者的死亡原因。

【病例9】 男，50 岁，农民。因全身乏力、水肿、腹胀 2 个月，加重 5 天入院。患者有乙肝病史 5 年。近 2 年来全身乏力、双下肢水肿、食欲不振。2 个月前腹部逐渐膨隆，5 天前在大量饮酒后腹胀加重而入院。有多年嗜酒爱好。体格检查：巩膜及皮肤轻度黄染，颈部见两处蜘蛛痣，心肺听诊无异常。腹软，膨隆，移动性浊音阳性，腹壁浅静脉曲张，脾肋下 1.5 cm，双下肢水肿。实验室检查：谷丙转氨酶 120U，清蛋白 20.2 g/L，球蛋白 26.3 g/L。食管静脉造影示食管下段静脉丛曲张。临床诊断：肝硬化（失代偿期）。问：（1）你是否同意本病的诊断？为什么？（2）该患者为什么出现腹壁浅静脉和食管下段静脉丛曲张？（3）本例患者的黄疸、腹水、双下肢水肿、脾大是怎样产生的？（4）该患者肝脏可能出现哪些病理改变？

【病例10】 女，40 岁，上腹部隐痛 2 年余，半年来腹痛加剧，经常呕吐，食欲差。体格检查：消瘦，左锁骨上淋巴结肿大，钡餐检查发现胃小弯充盈缺损，B 超发现肝脏上有数个球形结节，边界清楚，双侧卵巢肿大，表面有肿物。问：该患者最可能的诊断是什么？其原发病灶在什么地方？哪些是转移病灶？转移途径有哪些？

（卜丹霞）

第九节　泌尿系统疾病

【病例1】 男，12 岁，因浮肿、血尿 12 天，进行性少尿 6 天入院。患儿 12 天前晨起后发现双眼睑浮肿，尿色发红。6 天前尿色变浅，尿量进行性减少。到当地医院检查，每日尿量150～200 mL，血肌酐 498.6 umol/L，初步诊断为肾实质性肾功能不全。经扩容、补液、利尿和降压等处理，但病情继续加重。3 天前经甘露醇和中草药交替灌肠，口服氧化淀粉及呋塞米治疗，尿量增至 300～400 mL/d。患儿 2 个月来有咽部不适。既往曾患"气管炎、咽炎"，无肾病史。体格检查：Bp 145/80 mmHg，重病容，精神差，眼睑浮肿。咽稍充血，扁桃体肿大，未见脓性分泌物。肝肋下 2 cm，无压痛。双下肢凹陷性水肿。实验室检查：血红蛋白(Hb)83 g/L，白细胞 11.3×10^9/L，分叶核白细胞82%，尿蛋白(＋)，红细胞 10 ~ 12/HP，白细胞 1 ~ 4/HP，尿比重 1.010，24 小时尿蛋白定量2.2 g。血清补体 C3 0.48g/L，抗链球菌溶血素 O(ASO)800IU/L。问：(1)本例最可能的诊断是什么？请写出诊断依据。(2)请分析患者肾脏的主要病理变化。

【病例2】 女，43 岁，因反复尿频、尿急、尿痛 8 年，间歇性眼睑水肿 2 年，阵发性腰痛伴夜尿增多 1 年，加重 5 天入院。体格检查：Bp 160/100 mmHg，双肾叩击痛。实验室检查：尿蛋白(＋)，白细胞(＋)，尿比重 1.010，尿培养有大肠埃希菌生长。B 超示双肾不对称缩小，变形明显。问：(1)本例最可能的诊断是什么？诊断依据有哪些？(2)请描述肾脏的病理改变，并解释临床表现。

【病例3】 男，21 岁，因咽部不适 3 周，浮肿、尿少 1 周入院。患者于 3 周前出现咽部不适，轻咳，自服氟哌酸治疗无效。近 1 周感双腿发胀，双眼睑浮肿，晨起时明显，同时尿量减少，每日尿量 250 ~ 400 mL，尿色发红。当地医院检查尿蛋白(＋)，Bp 150/90 mmHg，口服阿莫西林、保肾康，症状无好转。入院体格检查：T 36.5℃，Bp 160/96 mmHg。眼睑水肿，咽红，双下肢凹陷性水肿。实验室检查：尿蛋白(＋)，定量 3 g/24 h，尿白细胞 0 ~ 1/HP，红细胞 20 ~ 30/HP。血清补体 C3 0.5 g/L，ASO 800IU/L。问：(1)本例最可能的诊断是什么？请写出诊断依据。(2)请解释临床表现。

（邹 进 吴新刚）

第十节 生殖系统疾病

【病例1】 女，34 岁。因反复白带增多 3 年，性交后出血 2 个月就诊。患者于 3 年前出现白带增多，淡黄色，服用抗生素好转，但反复出现黄色白带。近 2 个月出现性交后出血。妇科检查：宫颈黏膜潮红、粗糙，部分呈乳头状突起，质脆易出血，有脓性白带伴特殊腥臭味。宫颈细胞学检查见可疑癌细胞。行宫颈锥形切除术。切除标本病理检查：宫颈全周广泛糜烂，粗糙并出血。镜下，癌细胞呈粗大索状排列，无明显角化珠，细胞异型性较明显。癌细胞较大，核大，形态不规则，核分裂像易见。问：(1)本例的诊断是什么？请写出诊断依据。(2)请解释临床表现。

【病例2】 女，30 岁。9 个月前曾患葡萄胎，经刮宫后阴道流血停止，妊娠试验转为阴性。1 个月前咳嗽、咳血，10 天前出现阴道不规则流血。妇科检查：子宫约 3 个月妊娠大，形状不规则。妊娠试验阳性。X 线胸片示右肺下叶两个圆形占位病变。行子宫及双侧附件切除。手术切除标本活检：子宫右侧壁见一直径约 2 cm 的息肉状暗红色结节，突入子宫腔，其深部子宫肌壁有出血、坏死，经多个切面未见绒毛结构。镜下见息肉状结节由两种细胞构成，一种细胞胞质丰富、淡染，单核或多核，核大呈泡状，大小不一；另一种细胞胞质也丰富，深红色，多数为多核，少数为单核，核深染。细胞间有大量红细胞及坏死组织，未见间质和血管。肿瘤向子宫肌层浸润。经连续切片见少量绒毛。问：(1)本例的诊断是什么？请写出诊断依据。(2)请解释临床表现。

【病例3】　女，43岁。因乳房包块10个月，生长速度加快2个月就诊。患者于10个月前无意中发现左乳腺外上方有一黄豆大肿块，无疼痛，未引起重视。近2个月生长速度加快，已达拇指大。体格检查：双乳不对称，左侧外上象限明显隆起，皮肤表面呈橘皮样改变。乳头略向下凹陷，扪之发现一个直径约2 cm的包块，质地较硬，边界欠清楚，较固定。左侧腋窝可触及3个黄豆大淋巴结。行乳腺癌根治术。切除标本活检：肿瘤直径约2 cm，质硬，灰白色，界限不清，切面见放射状小梁从癌实质向四周纤维脂肪组织伸展而呈蟹足状。镜下，癌细胞成巢状排列，与间质分界清楚，间质中可见大量纤维组织增生。问：(1)本例的诊断是什么？请写出诊断依据。(2)请解释临床表现。

（夏素娟）

第十一节　内分泌系统疾病

　　男，40岁，因口渴、多饮、多尿6个月就诊。患者于6个月前出现口渴、尿频量多、易饥、食量明显增大。曾在当地诊所就诊，病情无缓解。体格检查：消瘦。T 36.5℃，P 85次/min，R 19次/min，Bp 120/80 mmHg。实验室检查：尿酮阴性，尿糖(＋＋)，空腹血糖13 mmol/L。问：(1)本例最可能的诊断是什么？请写出诊断依据。(2)请解释临床表现。

（夏素娟）

第十二节　传染病

【病例1】　男，41岁，农民。因咳嗽，消瘦1年，加重1个月入院。1年前患者出现咳嗽、咳痰，6个月前咳嗽加剧，并伴咯血。此后，反复出现畏寒、低热及胸痛。3个月前痰量明显增多，精神委靡，体质明显减弱，并出现腹痛、间歇交替性腹泻和便秘。10年前其父因"结核性脑膜炎"死亡，生前一直由患者护理。体格检查：T 38.5℃，慢性病容，严重消瘦，两肺满布湿性啰音。胸片示肺部有大小不等的透亮区及结节状阴影，痰液检出抗酸杆菌。入院后经积极抗结核治疗，但病情进行性加重而死亡。尸检：消瘦，胸腔、腹腔内可见大量积液，肺与胸壁广泛粘连。两肺胸膜增厚，右上肺可见一厚壁空洞，直径3 cm，两肺各叶均见散在、大小不一、灰黄色干酪样坏死灶。镜下见结核结节及干酪样坏死区，并可见以细支气管为中心的化脓性炎。喉头黏膜及声带粗糙，回肠下段见多处带状溃疡，镜下见结核结节。问：(1)结合临床和尸检结果，请作出诊断，并写出诊断依据。(2)请解释临床表现。(3)请说明各器官病变的相互关系。(4)此病如何进行防治？

【病例2】　女，53岁，工人。因咳嗽、咳痰1年，加剧2个月，声嘶及下肢浮肿半个月入院。1年前患者出现咳嗽、咳痰，并进行性加重，反复出现畏寒、发热、胸痛。曾咯血数次，最多时达300 mL，咯血后症状加重。2个月前痰量明显增多，精神委靡不振，体质更弱，并出现腹痛、交替性腹泻和便秘。半个月前出现声音嘶哑、咽喉疼痛、吞咽困难、下肢浮肿。5年前曾护理过患肺结核的女儿。体格检查：T 38.7℃，Hb 80 g/L，慢性重病容，消瘦，贫血外观，两肺满布湿性啰音，腹部有压痛，X光透视右肺上部有大小不一的透亮区及斑片状阴影，痰抗酸杆菌检查阳性。入院后经积极抗结核治疗，但病情进行性加重而死亡。尸检：消瘦，双下肢凹陷性水肿。两侧胸膜脏层与壁层广泛纤维性粘连，两侧胸腔、腹腔积液各600 mL，呈淡黄色，稍混浊。喉及气管黏膜水肿粗糙，有粟粒大小、灰白色结节数颗，镜下见干酪样坏死及结核结节。右上肺可见一厚壁空洞，大小为3 cm×2 cm×2 cm。右肺各叶可见散在、大小不一的淡黄色实性病灶，部分实性病灶中可见较小的无壁空洞形成，以肺上部较明显。镜下见厚壁空洞壁内层为干酪样坏死物，中层为结核性肉芽组织，外层为纤维组织，其周围肺组织纤维化。散在的淡黄色实变灶镜下为大片红染无结构的干酪样坏死物，其周围肺组织有纤维素样物及炎细胞渗出。小肠中下段见十多处圆形或带状溃疡，边缘不整呈鼠咬状，溃疡相应的浆膜面见粟粒大小灰白色结节，镜下见黏膜下层干酪样坏死脱落，溃疡底部及相应的浆膜面见结核结节。大网膜亦见散在、粟粒大小、灰白色结核结节。问：(1)结合临床和尸检结果，请作出诊断，并写出诊断依据。(2)各器官的病变哪个是主要的？请说明它们之间的相互关系。(3)请解释临床表现。(4)患者死亡的原因是什么？

【病例3】 女，36岁，3天前腹痛、腹泻，伴里急后重。最初为稀便，以后为黏液脓血便，偶见片状灰白色膜状物排出。问：(1)本例最可能的诊断是什么？(2)患者肠道有何病变？请结合肠道病变解释患者的临床表现。

【病例4】 女，16岁，因持续高热、腹泻8天入院。患者于18天前曾与同学一起到农家乐游玩。8天前出现发热、腹痛、腹泻。次日，体温达39.5℃。大便5~6次/d，偶有黏液，伴食欲不振、恶心、呕吐。体格检查：肝肋下2 cm，脾肋下1 cm。躯干背侧可见3个米粒大小、压之退色的淡红色皮疹。实验室检查：WBC 5×10^9/L，肥达反应H 1:200，O 1:100，大便中见少量白细胞及脓细胞。问：(1)本例最可能的诊断是什么？请写出诊断依据。(2)患者的肠道可能有哪些病变？(3)请解释患者的临床表现。(4)患者可能出现哪些并发症？

【病例5】 男，24岁。因发热、头痛、呕吐20天，下肢麻木1天急诊入院。患者于20天前因受寒出现寒战、高热，伴头痛。此后头痛加重，尤以前额部明显。10天前出现喷射性呕吐，呕吐物为食物残渣，无血。当地医院诊断为"流感"，予以相应治疗，症状未见明显改善。2天前自觉双下肢麻木，乏力，急诊入院。体格检查：T 40℃，HR 110次/min。慢性病容，消瘦，嗜睡，合作欠佳。腹部稍凹陷，全腹压痛。浅反射及腹壁反射减弱，膝反射及跟腱反射未引出，颈强直，克氏征、布氏征阳性。实验室检查：WBC 9.2×10^9/L，中性粒细胞50%，淋巴细胞40%。脑脊液压力增高，查见抗酸杆菌。X线检查示双肺上部各有一结节状阴影，边缘见模糊的云雾状阴影。问：(1)本例最可能的诊断是什么？请写出诊断依据。(2)请解释临床表现。

【病例6】 男，27岁，干部。因发热、腹痛、脓血便3天就诊。患者10天前出差，有不洁饮食。3天前出现畏寒、发热，伴下腹部阵发性疼痛和腹泻，大便每天10余次至数十次，为少量脓血便，伴里急后重，自服黄连素和退热药无好转。体格检查：T 38.5℃。急性热病容，腹平软，左下腹有压痛。实验室检查：WBC 16.4×10^9/L，中性粒细胞88%，淋巴细胞12%。粪便常规示黏液脓血便，WBC多数/HP，红细胞3~5/HP。问：(1)请写出诊断和诊断依据。(2)请解释临床表现。

【**病例7**】　女,16 岁。因头痛 5 小时,呕吐、昏迷半小时急诊入院。患者于 5 小时前出现头痛,半小时前出现呕吐、全身酸痛、呼吸短促、昏迷。体格检查:T 40℃,HR 128次/min,呼吸急促,昏迷,瞳孔散大、对光反射消失、膝腱反射消失。实验室检查:WBC $43.0 \times 10^9/L$,中性粒细胞 92%。入院后经急救治疗无效死亡。尸检:双侧扁桃体肿大;双肺下叶散在实变;肝体积增大,表面和切面呈红色与黄色相间;左肾皮质散在直径 0.2 cm的黄白色病灶;脑膜、脊膜血管扩张,左顶及右颞叶血管周有黄白色的渗出物,脑底部有较多黄绿色液体。镜下见肺实变区以细支气管为中心,肺泡壁毛细血管扩张、肺泡腔内有淡红色物质充填,细支气管壁、肺泡壁和肺泡腔内中性粒细胞浸润;肝窦变窄,部分肝细胞内可见圆形空泡,并将细胞核挤向一边,形似脂肪细胞;左肾病灶内肾小球和肾小管结构破坏、消失,可见大量中性粒细胞浸润;蛛网膜下隙血管高度扩张充血,大量纤维素渗出和中性粒细胞浸润,革兰染色查见革兰阴性球菌。问:(1)死者生前主要疾病是什么?请写出诊断依据。(2)根据尸检结果,死者生前患有哪些疾病?其诊断依据是什么? (3)请分析死亡原因。(4)死者生前所患疾病是如何发生、发展的?

【**病例8**】　男,13 岁,因高热、头痛、频繁呕吐 3 天就诊。患者 3 天前突然出现寒战、高热,体温达 39℃,伴剧烈头痛,频繁呕吐,呈喷射性,呕吐物为食物和胆汁。其所在学校有类似患者出现。体格检查:T 39.1℃,HR 110 次/min;急性病容,皮肤散在少量出血点,咽充血(+),颈强直,克氏征、布氏征阳性。实验室检查:WBC $14.4 \times 10^9/L$,中性粒细胞 84%。脑脊液外观混浊,白细胞 $1 \times 10^9/L$,以中性粒细胞为主,沉淀涂片可查出革兰阴性双球菌。问:(1)本例最可能的诊断是什么?请写出诊断依据。(2)请解释临床表现。

【**病例9**】　女,6 岁,因高热、头痛、嗜睡 5 天,抽搐 2 天,昏迷 1 小时急诊入院。体格检查:呈昏迷状,T 40℃,P 120 次/min,R 40 次/min,Bp 100/60 mmHg。颈强直,对光反射迟钝,膝腱反射消失,克氏征、布氏征阳性。实验室检查:脑脊液中 WBC $98 \times 10^6/L$,淋巴细胞 90%,蛋白(−)。入院后经对症及支持治疗无效而死亡。尸检:扁桃体肿大,有黄白色渗出物覆盖,镜下见中性粒细胞浸润;双肺血管扩张充血,支气管壁见中性粒细胞浸润,部分肺泡腔内可见淡红色无结构的物质;肝表面和切面红黄相间,肝窦变窄,部分肝细胞内可见圆形空泡、并将细胞核挤压变形。脑及脊髓可见弥散性胶质细胞增生及小结节形成,血管套袖现象,噬神经细胞现象及软化灶形成,脑组织病毒分离阳性。问:(1)本例的主要疾病是什么?请写出诊断依据。(2)根据尸检结果,患者各脏器发生了哪些疾病? (2)解释临床表现。(3)分析患者死亡原因。

【**病例10**】　男,2 岁。因高热、剧烈头痛 1 天,抽搐 2 次急诊入院。患者于 7 天前自觉全身乏力、低热、嗜睡。入院当天出现高热、抽搐。体格检查:T 39.1℃,HR 120 次/min。嗜睡,颈项强直,腱反射(+),克氏征、布氏征阳性。实验室检查:WBC $11 \times 10^9/L$。脑脊液无色透明,WBC $100 \times 10^6/L$,葡萄糖、氯化物正常。经退热及对症治疗 1 个月后,病情好转。问:(1)本例最可能的诊断是什么?请写出诊断依据。(2)请解释临床表现。(3)患者可能会留下什么后遗症?

【**病例11**】　女,15 岁,湖南岳阳人,因发热 10 天就诊。患者于 35 天前到东洞庭湖湿地游玩,10 天前出现低热,自行服用感冒药治疗无效。体格检查:T 38℃。腹部膨隆,肝未触及,脾肋下 3 cm。实验室检查:WBC $15 \times 10^9/L$,嗜酸性粒细胞 30%。问:本例最可能的诊断是什么?请写出诊断依据。

【病例12】 女,36岁,湖北武汉人。近5年来,经常腹泻,偶有便血。体格检查:较消瘦,腹部膨隆,肝肋下2 cm,脾肋下5 cm。腹部移动性浊音,大便检查见血吸虫卵。问:(1)本例最可能的诊断是什么?请写出诊断依据。(2)患者的肠道、肝脏和脾可能有哪些病变?(3)请解释临床表现。

【病例13】 女,24岁。因白带增多4年,性交后出血3个月入院。患者于4年前出现白带增多,淡黄色黏稠,服用抗生素有所好转。3个月前出现性交后出血,白带明显增多,黏液脓性。妇科检查:阴道壁见多发性疣状突起,宫颈重度糜烂、触之易出血,并有多处疣状物突起;宫颈口有大量黏液脓性分泌物。取分泌物涂片,于多形核细胞内见革兰阴性双球菌,多聚酶链反应(PCR)检查示人单纯疱疹病毒、人乳头瘤病毒阳性。宫颈细胞学检查发现可疑癌细胞,宫颈活检,诊断为子宫颈原位癌。行宫颈锥切术。活检:宫颈广泛糜烂,粗糙并出血,有5个疣状突起;宫颈管内有1个息肉,约1 cm长。镜下糜烂处鳞状上皮细胞排列紊乱,极性消失,细胞异型性明显,部分区域基底膜已不完整。疣状突起处可见过度角化和增生,浅层有明显的凹空细胞形成。问:(1)此患者患有哪些疾病?请写出诊断依据。(2)请解释临床表现。

【病例14】 男,35岁,某公司高层管理人员。患者在出差时有过不洁性生活,回来后出现尿道口红肿、尿道轻度瘙痒、烧灼样疼痛和排尿困难等。自行到药店购买了广告宣传的消炎药。服用4天后,症状未见好转,反而加重,晨起尿道口出现大量深黄色脓性分泌物。实验室检查:分泌物涂片可见革兰阴性双球菌。问:(1)本例最可能的诊断是什么?请写出诊断依据。(2)请解释临床表现。

【病例15】 女,41岁,某公司老板。与多名男职员保持性关系。因外阴疣赘物伴瘙痒6个月就诊。半年前,患者外阴出现丘疹,伴明显瘙痒、灼痛。外用中药煎洗和外涂消炎药膏治疗无效,皮疹反而逐渐增多增大。妇科检查:肛周、会阴、小阴唇内侧和阴道宫颈处可见淡红色菜花状疣赘物,根部有蒂。会阴部疣赘物表面轻度糜烂,附有淡黄色污秽分泌物,伴恶臭。活检提示表皮角化不全,棘层高度肥厚,表皮突增粗延长,有乳头状瘤样增生。表皮浅层可见凹空细胞。问:本例的诊断是什么?请写出诊断依据。

【病例16】 男,40岁,某公司老板。患者经常出入于娱乐场所。2个月前,阴茎上出现溃疡,因不痛不痒,未引起注意。1个月后,溃疡自行消失。3天前,患者躯干和四肢满布红色皮疹,不痛不痒。体格检查:胸、背、腹、臀及四肢散在红色斑疹及斑丘疹,表面可见少量皮屑。血清学检查:梅毒螺旋体血凝试验(TPHA)阳性,快速血浆反应素环状卡片实验(RPR)阳性。问:(1)本例最可能的诊断是什么?请写出诊断依据。(2)本病各期病变有何特点?

(吴新刚)

第十三节 常见病理生理过程

【病例1】 女,20岁,曾因呕吐、腹泻伴发热、口渴、尿少2天到当地医院就诊。体检发现患者皮肤、黏膜干燥,出汗少,T 37.9℃,Bp 95/65 mmHg。实验室检查:血清钠156 mmol/L,血浆渗透压315 mmol/L,尿比重升高,余均正常。给予静脉滴注5%葡萄糖注射液 2500 mL 及抗生素等治疗，回家后病情稍有好转，但出现头昏、嗜睡、全身乏力等症状，遂再次就诊，体格检查：患者精神委靡，眼窝凹陷、皮肤弹性差，肌肉软弱无力，肠鸣音减弱，腹壁反射消失。T 36.5℃，Bp 75/55 mmHg，血清钠 125 mmol/L，血清钾 3.0 mmol/L，血浆渗透压 265 mmol/L，尿比重降低。问：患者在当地医院就诊前后出现了哪些水、电解质平衡紊乱？依据是什么？解释患者的临床表现。

【病例2】 女，6 岁。因严重腹泻 3 天就诊。体格检查：表情淡漠，皮肤弹性下降，眼窝凹陷。P 130 次/min，Bp 85/50 mmHg，R 24 次/mim，呼吸深。实验室检查：血浆 pH 7.13，$PaCO_2$ 18 mmHg，[K^+] 6.0 mmol/L。入院后静脉滴注 5% 葡萄糖注射液 800 mL，内含 12 mmol $KHCO_3$ 和 120 mmol $NaHCO_3$，1 小时后呼吸停止，脉搏消失，心前区可闻弱而快的心音，复苏未成功。问：(1)患者有何水、电解质平衡紊乱？依据是什么？(2)患者的死因是什么？

【病例3】 女，63 岁，咳嗽、咳痰 22 年，活动后气促 9 年，近半个月加重伴双下肢浮肿，于 2012 年 10 月 18 日急诊入院。体格检查：T 37℃，P 108 次/min，R 26 次/min，Bp 135/110 mmHg，神志清楚，呼吸急促，口唇发绀，桶状胸，双肺叩诊过清音，双肺散在哮鸣音，双下肺可闻及少量湿啰音，双下肢Ⅱ度凹陷性水肿，心电图示电轴右偏，胸片示右下肺动脉段增粗，心脏扩大。实验室检查：PaO_2 65 mmHg，$PaCO_2$ 85 mmHg。诊断：慢性支气管炎，肺源性心脏病。问：该患者双下肢为什么会出现水肿？此水肿是何种类型的水肿？

【病例4】 男，70 岁，患肺源性心脏病 18 年。因感冒致肺部感染入院，经抗感染等治疗后病情趋于稳定。血气分析：pH 7.3，$PaCO_2$ 65 mmHg，PaO_2 65 mmHg，实际碳酸氢钠(AB)34 mmol/L，标准碳酸氢钠(SB)31 mmol/L，剩余碱(BE)6.4 mmol/L。问：该患者发生了哪一种类型的酸碱平衡紊乱？是什么原因所致？解释血气指标的变化。

【病例5】 女，38 岁，因头晕、头痛、频繁呕吐半小时急诊入院。患者自诉在家洗澡时发生煤气泄漏，出现头晕、头痛、全身乏力、胸闷、呼吸困难，频繁呕吐，呈喷射状，站立不稳，即送至我院。体格检查：T 36.7℃，P 110 次/min，R 26 次/min，Bp 130/85 mmHg。意识清，精神差，眼结膜水肿，口唇呈樱桃红色，咽充血，双肺呼吸音粗，左侧肺下部可闻及少量湿啰音。X 线胸片(后前位)左肺下部见小灶状密度增高影。问：该患者最可能的诊断是什么？解释其发生机制。

【病例6】 女，35 岁，因车祸受伤 2 小时入院。体格检查：T 36.3℃，P 130 次/min，R 16 次/min，Bp 70/50 mmHg，神志恍惚，精神差，头部及肢体多处创伤，并伴有大量出血(约1500 mL)，立即行清创手术并快速输血输液 1500 mL，术后输入 5% 碳酸氢钠注射液，给予静脉注射呋塞米(预防急性肾衰竭)等治疗，血压逐渐回升，尿量开始增多，病情趋于稳定。问：该患者发生了哪一种类型的休克？解释临床表现及治疗措施。

【病例7】 男，66 岁，因反复咳嗽、咳痰 20 余年伴持续高热 5 天入院。体格检查：T 39.8℃，P 119 次/min，R 35 次/min，Bp 80/45 mmHg，神志清楚，口唇发绀，少尿，四肢湿冷，双下肢见散在出血点及花斑。双肺呼吸音粗，两肺中下叶可闻及湿性啰音。实验室检查：RBC 4.46×10^{12}/L，Hb 110g/L，WBC 11×10^9/L，血小板(PLT)44×10^9/L(正常对照值 $100 \times 10^9 \sim 300 \times 10^9$/L)，PT 23.4 s(正常对照值 12.3s)，活化部分凝血酶原时间(APTT)56.7 s(正常对照值 35.6s)，凝血酶时间(TT)26.8 s(正常对照值 13.5 s)，纤维蛋白原(Fbg)1.12 g/L(正常对照值 1.69～4.1 g/L)，DD 1.1mg/L(正常对照值小于 0.5 mg/L)，

3P实验(＋＋＋)。血培养示革兰阴性杆菌感染。经抗感染、补充血容量、利尿及重建凝血机制与抗凝血平衡等治疗后，患者逐渐好转，两周后痊愈出院。问：该患者主要经历了哪些病理过程？依据是什么？促使这些病理过程出现的因素有哪些？简述该病例的发病机制。

（黄　谦）

第十四节　重要器官功能衰竭

【病例1】　男，46岁，因游走性关节疼痛20余年，胸闷、气促、双下肢间歇性水肿10余年，加重1周入院。体格检查：T 36.2℃，R 25次/min，P 90次/min，Bp 135/75 mmHg，神志清，精神可，呼吸急促，口唇及肢端发绀，颈静脉怒张，双肺呼吸音粗，两肺闻及散在湿性啰音；HR 90次/min，律齐，心尖区闻及粗糙收缩期杂音和雷鸣样舒张期杂音。腹软，肝肋下三指，肝颈静脉返流征(＋)，毛细血管搏动征(＋)，双下肢水肿。X线片示：肺淤血，间质性肺水肿，心界明显扩大，尤以左心房和右心室为甚。问：该患者出现了哪些病变？依据是什么？简述其发生机制。

【病例2】　女，28岁，因车祸受伤3小时入院。体格检查：T 36.5℃，R 19次/min，P 100次/min，Bp 100/70 mmHg，神志清，痛苦面容，右侧股骨骨折，伴严重的软组织损伤及出血。入院后6小时，Bp降至80/50 mmHg，经输血、输液等治疗后上升至110/80 mmHg。入院24小时后患者出现发热及呼吸困难，口唇发绀，听诊肺底部闻及湿性啰音及散在的喘鸣音。血气分析：PaO_2 51.2 mmHg，$PaCO_2$ 36.8 mmHg。问：该患者出现了什么病变？其$PaCO_2$下降的机制是什么？

【病例3】　男，60岁，因全身乏力、食欲减退3年，腹胀2个月加重2天入院。体格检查：T 36.3℃，R 20次/min，P 90次/min，Bp 140/90 mmHg，神志清，肝病面容，面颈部见数枚蜘蛛痣，双手见肝掌，全身皮肤黏膜巩膜黄染。腹膨隆，腹壁静脉曲张，肝肋下3指，其余未见异常。既往有乙肝病史30余年。肝功能检查异常。临床诊断为晚期肝硬化伴腹水；乙型肝炎。入院2天后患者因进食高蛋白饮食发生昏迷，醒后出现烦躁不安、睡眠障碍等神经精神症状，临床考虑为肝性脑病。问：该患者进食高蛋白饮食后为什么会出现昏迷？当他清醒后出现烦躁不安时可否服用镇静药物？为什么？该患者便秘时能否给予肥皂水灌肠？为什么？

【病例4】　男，50岁，因双下肢皮肤大面积烧伤入院。体格检查：T 36.3℃，R 28次/min，P 110次/min，Bp 100/70 mmHg，神志清，痛苦面容，双下肢多部位烧伤，面积约为体表总面积的20%。入院后给予补液及抗感染等治疗后伤势好转，但患者尿量逐渐减少，实验室检查示：血尿素氮(BUN)23 mmol/L(正常值2.86～7.14 mmol/L)，尿蛋白(＋)，尿沉渣镜检基本正常。问：该患者出现了那一种类型的肾功能不全？可能由何种病因引起？简述其发生机制。

（黄　谦）

第三章　理论精要

第一节　绪　论

一、病理学的研究方法

1.人体病理学的诊断和研究方法包括：①尸体剖检(尸检)，即对死者的遗体进行病理解剖及系统的形态学分析，是病理学最传统最主要的研究方法。应用：a.查明死因，有助于提高临床诊断和治疗质量，正确解决医疗纠纷；b.及时发现和确诊某些传染病、地方病和新发疾病；c.为科研和教学积累人体病理材料。②活体组织检查(活检)，即用钳取、搔刮、穿刺、局部切取和摘除等方法从患者病变处获取病变组织进行病理诊断，是临床最为常用的病理学检查方法。应用：a.明确诊断(术前、术中和术后)；b.指导治疗；c.估计预后。③细胞学检查，指通过采集病变处的细胞，涂片染色后进行诊断的方法，如宫颈刮片细胞学检查和痰脱落细胞学检查等。应用：a.肿瘤的普查；b.肿瘤的初步诊断。

2.实验病理学研究方法包括动物实验和组织细胞培养。

二、病理学的观察方法

病理学的观察方法包括：①大体观察；②组织学和细胞学观察，组织切片最常用的染色方法是苏木精和伊红(HE)染色法；③组织化学和细胞化学观察，如用高碘酸-希夫氏(PAS)染色法显示细胞内糖原，用苏丹Ⅲ染色法显示细胞内脂滴等；④免疫组织化学和免疫细胞化学。

（吴新刚）

第二节　疾病概论

一、健康与疾病

现代医学模式即生物-心理-社会模式的健康观认为，健康不仅是没有疾病或病痛，而且是一种躯体上、精神上和社会上的完全良好状态。

疾病是指机体在一定条件下，由病因与机体相互作用而产生的异常生命活动过程。

二、病因概述

疾病发生的原因和条件简称病因。病因的种类很多，一般分为生物性因素、化学性因素、物理性因素、营养性因素、遗传性因素、先天性因素、免疫性因素和精神性因素。生物性因素包括各种致病微生物和寄生虫，是最常见的病因。遗传物质的改变可引起遗传病和遗传易感性。先天性因素是指那些能够损害胎儿发育导致发育缺陷，但对遗传物质没有影响的有害因素。

三、疾病发生中的共同规律

疾病发生中的共同规律包括：①自稳调节的紊乱；②因果转化；③损害和抗损害反应并存；④局部与整体相互影响。

四、疾病的分期及转归

疾病的过程一般可分为四期，即潜伏期、前驱期、症状明显期和转归期。潜伏期主要是指从病原体侵入人体起，至开始出现临床症状为止的时期。前驱期指在潜伏期后到开始出现典型症状前的一段时期，主要表现为一些非特异性症状。当疾病的主要症状或特异性症状已充分表现出来，这一阶段称为症状明显期。疾病的转归有完全恢复健康，不完全恢复健康和死亡三种情况。

死亡是指机体作为一个整体的功能永久性停止。按照传统的概念，死亡是一个渐进的过程，可分为三个阶段，即濒死期、临床死亡期和生物学死亡期。目前，一般以脑死亡作为判断死亡的重要标志。脑死亡是指全脑功能的永久性消失。判定脑死亡的主要依据大致归纳如下：①不可逆昏迷和大脑无反应性；②自主呼吸停止；③瞳孔散大；④颅神经反射消失；⑤脑电波消失；⑥脑血管造影，显示无血供。脑死亡可以协助医务人员判断死亡的时间和确定终止复苏抢救的界线。另外，对器官移植也有非常重要的实践意义。

（吴新刚）

第三节 组织和细胞的适应、损伤和修复

一、适应

适应指机体的细胞、组织或器官对各种内、外环境轻微刺激所作出的非损伤性应答。适应可表现为多种方式，从形态学而言可表现为萎缩、肥大、增生和化生。

萎缩是指由于实质细胞数量减少和/或体积减小导致发育正常的组织、器官体积缩小。根据病因，可分为生理性萎缩及病理性萎缩两大类。病理性萎缩又可分为：全身营养不良性萎缩（如慢性消耗性疾病所致恶病质）、去神经性萎缩（如脊髓灰质炎所致肌肉萎缩）、压迫性萎缩（如尿路结石所致肾萎缩）、内分泌性萎缩（如垂体功能低下所致肾上腺、甲状腺、性腺等器官萎缩）和缺血性萎缩（如冠状动脉粥样硬化所致心肌萎缩，脑动脉粥样硬化所致脑萎缩）。

肥大是指由于细胞体积增大所致组织、器官体积增大。而实质细胞数量增多所引起的组织器官体积增大称为增生。

化生是指为了适应环境变化，一种已分化成熟的组织转变为相似性质的另一种已分化

成熟的组织的过程。可分为上皮组织化生和间叶组织化生。常见的上皮组织化生有鳞状上皮化生(好发于支气管以及子宫颈)和肠上皮化生(好发于胃体和胃窦部),它们可成为恶性肿瘤发生的病理学基础。

二、损伤

(一)变性

变性是指细胞或间质内出现异常物质或正常物质的量异常增多,并伴有不同程度的功能障碍。常见类型有细胞水肿、脂肪变性、玻璃样变性、病理性色素沉积和病理性钙化等。

细胞水肿是最常见的变性类型,好发于心、肝、肾等实质性器官。严重时,整个细胞膨大如气球,称气球样变。

脂肪变性是指除脂肪细胞以外的实质细胞内出现脂滴或脂滴异常增多。常见于心、肝、肾等器官。严重肝细胞脂肪变性又称脂肪肝,此时,肝脏体积明显增大,淡黄色,触之有油腻感。严重贫血时,心肌细胞发生脂肪变性,在左心室乳头肌内膜下可见一排排黄色条纹,与正常心肌红黄相间,似虎皮斑纹,称"虎斑心"。

玻璃样变性(又称透明变性),是指在细胞内或间质中出现均质、半透明的玻璃样物质,在 HE 染色切片中呈均质性红染。可分为结缔组织玻璃样变性、血管壁玻璃样变性和细胞内玻璃样变性。血管壁玻璃样变性多发生于高血压病时的肾、脑、脾及视网膜的细小动脉(又称细小动脉硬化)。

(二)坏死

坏死是指活体内局部组织、细胞的死亡。细胞核的改变是细胞坏死的主要形态学标志,表现为核浓缩、核碎裂和核溶解。

坏死的类型主要有凝固性坏死、液化性坏死、纤维素样坏死和坏疽。凝固性坏死常见于心、肾、脾等器官。干酪样坏死是凝固性坏死的一种特殊类型,多见于结核病坏死灶。液化性坏死主要发生在含蛋白少脂质多(如脑)或产生蛋白酶多(如胰腺)的组织。纤维素样坏死是发生在间质、胶原纤维和小血管壁的一种坏死。坏疽是指大块组织坏死后因继发腐败菌的感染和其他因素的影响而呈现黑色、暗绿色等特殊形态改变。坏疽分为干性坏疽、湿性坏疽和气性坏疽三种类型。其特点见表 3-1。

表 3-1　三种坏疽的比较

类型	发生条件	好发部位	病变特点	对机体的影响
干性坏疽	动脉受阻而静脉回流通畅(如动脉粥样硬化)	四肢末端	干燥皱缩,呈黑褐色,与周围健康组织之间有明显的分界线	局限,无全身中毒症状
湿性坏疽	动静脉同时或先后受阻	与外界相通的内脏;四肢	肿胀,黑色或污绿色;坏死组织与健康组织间无明显分界线	有全身中毒症状
气性坏疽	合并产气菌(如产气荚膜梭菌等)的感染	四肢末端	组织内大量气体(捻发音);坏死组织与健康组织分界不清	全身中毒症状重

坏死的结局包括溶解吸收、分离排出、机化和包裹钙化。机化是指由新生肉芽组织取代坏死组织或其他异常物质(如血栓等)的过程。

三、损伤后修复

修复是指细胞和组织损伤后，机体对缺损部分在结构和功能上进行修补恢复的过程。包括再生和纤维性修复两种形式。

按再生能力的强弱，可将人体细胞分为三类：①不稳定细胞，包括表皮细胞、呼吸道和消化道黏膜被覆上皮细胞、男性及女性生殖器官管腔的被覆上皮细胞、淋巴细胞及造血细胞、间皮细胞等；②稳定细胞，包括机体的大部分细胞；③永久性细胞，包括神经细胞、骨骼肌细胞及心肌细胞。

肉芽组织是指由新生薄壁的毛细血管以及增生的成纤维细胞构成，并伴有炎细胞浸润的幼嫩结缔组织，肉眼表现为鲜红色，颗粒状，柔软湿润，形似鲜嫩的肉芽故而得名。肉芽组织在组织损伤修复过程中具有重要作用，包括：①抗感染保护创面；②填补创口及其他组织缺损；③机化或包裹坏死、血栓、炎性渗出物及其他异物。肉芽组织经改建成熟形成的纤维结缔组织，即瘢痕组织。

根据组织损伤程度及有无感染，创伤愈合可分为一期愈合、二期愈合和痂下愈合三种类型。一期愈合和二期愈合的条件和特点见表3-2。

表3-2　一期愈合和二期愈合的条件和特点

类型	条件	特点
一期愈合	组织缺损少、创缘整齐、无感染、经粘合或缝合后创面对合严密的伤口	愈合的时间短，形成的瘢痕少
二期愈合	组织缺损较大、创缘不整、哆开、无法整齐对合，或伴有感染的伤口	愈合的时间较长，形成的瘢痕也大

骨折愈合过程可分为血肿形成、纤维性骨痂形成、骨性骨痂形成和骨痂改建四个时期。

影响创伤愈合的因素包括全身和局部两个方面。全身因素包括年龄、营养等；局部因素包括感染与异物、局部血液循环、神经支配和电离辐射等。

(吴新刚)

第四节　局部血液循环障碍

一、充血

充血是指器官或组织的血管内血液含量增多，可分为动脉性充血和静脉性充血两类。动脉性充血简称充血，根据原因可分为生理性充血、炎症性充血和减压后充血。

静脉性充血简称淤血，是指因静脉血液回流受阻，局部组织或器官的血管内血液含量增多的状态。静脉性充血的常见原因有静脉受压、静脉腔阻塞和心力衰竭等。左心衰竭可导致肺淤血。慢性肺淤血时，肺泡内的巨噬细胞吞噬红细胞并将其分解，胞浆内形成含铁血黄素，这种巨噬细胞称为心力衰竭细胞。长期的慢性肺淤血可导致肺褐色硬化。右心衰竭可导致体循环淤血，以肝最为严重。慢性肝淤血时，肝体积增大，肝切面出现红黄相间的似槟榔样的条纹，称槟榔肝。长期严重的肝淤血可导致淤血性肝硬化。

二、出血

出血是指血液由心腔或血管内逸出。逸出的血液进入器官和组织或体腔称为内出血，流出体外称为外出血。按血液逸出的机制可分为破裂性出血和漏出性出血。

三、血栓形成

血栓形成是指在活体的心脏和血管内，血液发生凝固或血液中某些有形成分凝集形成不溶于血的固体质块的过程。该固体质块称为血栓。血栓形成的条件包括：①心血管内皮细胞的损伤；②血流状态的改变，主要是血流减慢和形成涡流等；③血液凝固性增高。

血栓包括白色血栓、混合血栓、红色血栓和透明血栓四种类型。白色血栓常见于血流速度较快的心瓣膜和动脉，主要由血小板组成。混合血栓最常见，多发生于血流缓慢的静脉。红色血栓常发生于静脉，构成静脉血栓的尾部，易碎，并容易脱落而造成血栓栓塞。透明血栓主要见于弥散性血管内凝血（DIC），只能在镜下见到，主要由纤维蛋白构成。

血栓的结局包括溶解吸收、机化和钙化。血栓形成能对破裂的血管起堵塞裂口和阻止出血的作用，但多数情况下，血栓会对机体造成不利的影响，包括阻塞血管、栓塞、心瓣膜变形和出血。

四、栓塞

栓塞是指在循环血液中出现不溶于血的异常物质，随血流运行至远处阻塞血管的现象。阻塞血管的异常物质称为栓子，最常见的是血栓栓子。

栓子运行的途径与血流方向一致。来自体循环静脉和右心内的栓子，常栓塞于肺动脉主干或其分支；来自肠系膜静脉或脾静脉的栓子，常栓塞于肝内门静脉分支。

根据栓子的不同，栓塞可分为血栓栓塞、气体栓塞、羊水栓塞、脂肪栓塞和其他栓塞。血栓栓塞是栓塞中最常见的一种，可栓塞于肺动脉或体循环动脉。肺动脉血栓栓塞的栓子主要来自下肢深静脉，体循环动脉栓塞的栓子大多来自左心（如亚急性细菌性心内膜炎时心瓣膜赘生物、二尖瓣狭窄时左心房附壁血栓、心肌梗死的附壁血栓）。气体栓塞是一种由大量空气迅速进入血循环或溶解于血液内的气体迅速游离形成气泡，阻塞血管所引起的栓塞，前者称空气栓塞，后者又称减压病（或氮气栓塞）。空气栓塞多见于静脉损伤破裂如头颈手术、胸壁和肺创伤损伤静脉、使用正压静脉输液以及人工气胸或气腹误伤静脉等。羊水栓塞是分娩过程中一种罕见且严重的合并症。脂肪栓塞常见于长骨骨折、严重脂肪组织挫伤或脂肪肝挤压伤。

五、梗死

梗死是指器官或局部组织的缺血性坏死。血管阻塞是梗死发生的主要原因。血管受压闭塞和动脉痉挛均可引起梗死。血管阻塞是否引起梗死，取决于以下因素：供血血管的类型、血流阻断发生的速度、组织对缺血缺氧的耐受性和血的含氧量。

根据含血量的多少，梗死可分为贫血性梗死和出血性梗死两种。贫血性梗死常发生于组织结构较致密、侧支循环不充分的实质器官，如脾、肾、心肌和脑组织等。出血性梗死主要见于肺和肠等有双重血液供应或血管吻合支丰富并且组织结构疏松的器官，且往往在淤血的基础上发生。

（吴新刚）

第五节　炎　症

炎症是指具有血管系统的活体组织对各种损伤因子的刺激所发生的一种防御性反应。血管反应是炎症过程的主要特征和防御反应的中心环节。炎症的原因包括物理性因子、化学性因子、机械性因子、生物性因子、机体免疫反应状态异常等，其中生物性因子是炎症最常见的原因。

炎症反应中除早期有神经介导作用外，都是通过化学介质发挥作用的。炎症过程中，介导和参与炎症反应过程的化学因子称为炎症介质，包括外源性（如细菌及其产物）和内源性（来源于体液和细胞）两大类。

炎症的基本病理变化包括变质、渗出和增生。渗出是指炎症局部组织血管内的液体和细胞成分通过血管壁进入组织间隙、体腔、黏膜表面和体表的过程。渗出性病变是炎症的重要标志，包含三个相互关联的过程：血流动力学改变（①细动脉短暂收缩；②血管扩张、血流加速；③血流速度减慢）、液体渗出和白细胞渗出。液体渗出是指由于血管壁通透性增高、微循环内流体静压升高和组织胶体渗透压升高，血管内富含蛋白的液体成分通过血管壁进入周围组织内。渗出液具有重要的防御作用，但渗出过多也会造成不良后果，要注意其与漏出液的区别（表3-3）。

表3-3　渗出液与漏出液的区别

项目	渗出液	漏出液
原因	炎症、肿瘤	非炎症、肿瘤
蛋白量	30 g/L 以上	30 g/L 以下
比重	>1.018	<1.018
有核细胞数	$>0.5 \times 10^9/L$	$<0.1 \times 10^9/L$
Rivalta 试验	阳性	阴性
凝固性	能自凝	不自凝
外观	混浊	澄清

常见的炎细胞主要有：①中性粒细胞，是急性炎症和化脓性炎症及炎症早期最常见的炎细胞；②巨噬细胞，主要见于急性炎症后期、慢性炎症、非化脓性炎症及病毒感染；③淋巴细胞和浆细胞，主要见于慢性炎症及病毒性炎症；④嗜酸性粒细胞，常见于某些变态反

应和寄生虫感染。

　　炎症的局部表现有红、肿、热、痛和功能障碍；全身反应包括发热、白细胞计数改变、单核吞噬细胞系统细胞增生和实质器官的病变。

　　根据炎症的主要病理变化，炎症可分为变质性炎、渗出性炎和增生性炎。变质性炎是指以组织细胞的变性、坏死为主要病变的炎症，如病毒性肝炎、流行性乙型脑炎。渗出性炎是指以渗出为主要病变的炎症，根据渗出物的主要成分和病变特点，一般将渗出性炎分为浆液性炎、纤维素性炎、化脓性炎和出血性炎等。浆液性炎是指以浆液渗出为主的炎症，如皮肤Ⅱ度烫伤时所形成水疱、感冒初期的清鼻涕等。纤维素性炎是指以渗出物中含有大量纤维素为特征的炎症。发生于黏膜的纤维素性炎又称"假膜性炎"，如气管白喉、细菌性痢疾等；纤维素性炎发生于心包时可形成"绒毛心"；发生于肺者多见于大叶性肺炎。化脓性炎是指以中性粒细胞大量渗出并伴有不同程度的组织坏死和脓液形成为特征的一种炎症，可分为：①脓肿，为局限性化脓性炎症，其主要特征为组织发生坏死、溶解，形成充满脓液的腔，即脓腔。皮肤或黏膜的化脓性炎症，可形成溃疡，深部脓肿可形成窦道或瘘管。②蜂窝织炎，为弥漫性化脓性炎症，常见于皮下组织、肌肉和阑尾。③表面化脓和积脓，其特点是脓液主要向黏膜或浆膜表面渗出。出血性炎常见于流行性出血热、钩端螺旋体病和鼠疫等。增生性炎根据形态学特点，可分为非特异性增生性炎和肉芽肿性炎两大类。肉芽肿性炎是指炎症局部以巨噬细胞及其衍生细胞增生形成境界清楚的结节状病灶。根据致炎因子的不同，肉芽肿性炎可分为感染性肉芽肿和异物性肉芽肿两大类。感染性肉芽肿由生物病原体如结核分枝杆菌、伤寒沙门菌、麻风杆菌、苍白密螺旋体苍白亚种、霉菌和寄生虫等引起，如结核性肉芽肿（结核结节），病变以干酪样坏死为中心，围以放射状排列的上皮样细胞、郎罕斯巨细胞、淋巴细胞及成纤维细胞，构成结节状病灶。

　　炎症的结局包括痊愈、迁延不愈或转为慢性和蔓延播散。蔓延播散又可分为局部蔓延、淋巴道播散和血道播散（可引起菌血症、毒血症、败血症和脓毒败血症等）。

（黄　谦）

第六节　肿瘤基础

一、肿瘤的概念及一般形态

　　肿瘤是机体在各种致瘤因素作用下，局部组织细胞在基因水平失掉对其生长的正常调控，导致异常增殖和分化障碍而形成的新生物，常表现为局部肿块，故而得名。肿瘤性增生的主要特点是异常增殖；分化障碍；生长具有自主性，失去机体的正常调控，即使病因清除，仍能持续生长。

　　肿瘤由实质和间质组成。肿瘤实质即瘤细胞，决定肿瘤的生物学特点以及特殊性；肿瘤间质起支持和营养肿瘤实质的作用。

二、肿瘤的异型性

　　肿瘤的异型性是指肿瘤组织的细胞形态和组织结构都与其起源的正常组织有不同程度

的差异。肿瘤异型性的大小是判断良、恶性肿瘤的重要形态学依据。

肿瘤的异型性包括细胞异型性和组织结构异型性两个方面。细胞异型性表现为：①肿瘤细胞的多形性。②肿瘤细胞核的改变，包括核浆比增大；核常深染，大小和形状多样；核仁肥大；核分裂像多见，可出现病理性核分裂像（病理性核分裂像对诊断恶性肿瘤具有重要的意义）。③肿瘤细胞胞浆的改变。组织结构异型性指肿瘤组织在空间排列方式上与其来源的正常组织的差异。一般来说，良性肿瘤的细胞异型性不明显，其诊断主要依据组织结构异型性；恶性肿瘤（俗称癌症）无论细胞异型性还是组织结构异型性都比较明显。

三、肿瘤的生长与扩散

肿瘤的生长方式包括膨胀性生长、外生性生长和浸润性生长，其中膨胀性生长是良性肿瘤的主要生长方式，浸润性生长是恶性肿瘤的主要生长方式。

恶性肿瘤不仅可以在原发部位生长，而且可通过直接蔓延和转移扩散到身体其他部位。转移是指恶性肿瘤细胞从原发部位侵入淋巴管、血管或体腔，迁徙到他处，继续生长，形成同样类型肿瘤的过程。通过转移形成的肿瘤称为转移瘤或继发瘤。转移是恶性肿瘤特有的生物学特性，但并非所有恶性肿瘤都会发生转移。肿瘤的转移方式包括淋巴道转移、血道转移和种植性转移。淋巴道转移是肿瘤早期的主要转移方式；血道转移多发生于晚期，最常发生转移的器官是肺和肝；种植性转移常见于腹腔器官的恶性肿瘤。

四、肿瘤的分级与分期

肿瘤的分级多采用三级分级法，即Ⅰ级为高分化，异型性小，恶性程度低；Ⅱ级为中分化，异型性中等，恶性程度中等；Ⅲ级为低分化，异型性大，恶性程度高。

肿瘤的分期多采用 TNM 分期系统。T 指原发肿瘤的大小；N 指局部淋巴结受累情况；M 指远处转移（通常指血道转移）。

五、良、恶性肿瘤的区别（表 3 – 4）

表 3 – 4　良性肿瘤与恶性肿瘤的区别

项目	良性肿瘤	恶性肿瘤
组织分化程度	分化好，异型性小	分化不好，异型性大
核分裂像	无或少，不见病理性核分裂像	多见，并可见病理性核分裂像
生长速度	缓慢	较快
生长方式	膨胀性或外生性生长	浸润性或外生性生长
继发性改变	少见，很少发生坏死、出血	常见，可发生出血、坏死、溃疡形成等
转移	不转移	可转移
复发	很少复发	容易复发
对机体影响	较小，主要为局部压迫或阻塞	较大，除压迫、阻塞外，常破坏周围正常组织，引起出血、坏死和合并感染等

有些肿瘤的组织形态和生物学行为介于良、恶性肿瘤之间，称为交界性肿瘤。

六、肿瘤的命名原则

良性肿瘤命名方式一般是：部位+组织来源+"瘤"，如子宫平滑肌瘤；上皮组织来源的恶性肿瘤命名方式一般是：部位+组织来源+"癌"，如肺鳞状细胞癌；间叶组织来源的恶性肿瘤命名方式一般是：部位+组织来源+"肉瘤"，如大网膜脂肪肉瘤。

注意某些常见的但不按上述原则命名的肿瘤，如黑色素瘤、白血病、霍奇金病、精原细胞瘤、恶性畸胎瘤和神经母细胞瘤等。

七、常见肿瘤举例

常见的上皮组织良性肿瘤有乳头状瘤和腺瘤等；上皮组织来源的恶性肿瘤称为癌，常见的上皮组织恶性肿瘤有鳞状细胞癌(简称鳞癌)、腺癌、基底细胞癌和尿路上皮癌等。根据其形态结构和分化程度，鳞癌可分为高分化、中分化和低分化三级，高分化鳞癌的特征性结构是角化珠(癌珠)和细胞间桥。

常见的间叶组织良性肿瘤有纤维瘤、脂肪瘤、脉管瘤(包括血管瘤和淋巴管瘤)和平滑肌瘤等。血管瘤一般分为毛细血管瘤、海绵状血管瘤及混合型血管瘤，可发生在任何部位，如皮肤、内脏器官和肌肉等。间叶组织恶性肿瘤统称为肉瘤，常见的肉瘤有纤维肉瘤、骨肉瘤和恶性淋巴瘤(包括霍奇金淋巴瘤和非霍奇金淋巴瘤)等。骨肉瘤是最常见的骨恶性肿瘤，X线检查时可见Codman三角和日光放射状阴影，这些影像学表现对诊断骨肉瘤具有重要意义。霍奇金淋巴瘤(又名霍奇金病)最常累及颈部淋巴结和锁骨上淋巴结，显微镜下可见镜影细胞，对本病的诊断具有重要意义。

畸胎瘤是指起源于性腺或胚胎剩件中全能细胞的肿瘤，常含有两个以上胚层，组织成分多种多样，排列结构错乱。

八、癌与肉瘤的区别(表3-5)

表3-5　癌与肉瘤的区别

项目	癌	肉瘤
组织来源	上皮组织	间叶组织
发病率	较高，约为肉瘤的9倍，多见于40岁以上的成人	较低，多见于青少年
大体特点	质较硬、色灰白、较干燥	质软、色灰红、湿润、鱼肉状
镜下观特点	多形成癌巢，实质与间质分界清楚，纤维组织常有增生	肉瘤细胞多弥漫分布，实质与间质分界不清，间质内含丰富血管，纤维组织少
网状纤维	癌细胞间多无网状纤维	肉瘤细胞间多有网状纤维
免疫组化特点	细胞角蛋白(CK)等上皮标记阳性	波形蛋白等间充质标记阳性
转移方式	多经淋巴道转移	多经血道转移

九、癌前病变、非典型性增生和原位癌

癌前病变是指具有癌(恶)变潜在可能性的病变，如长期存在，有可能转变为癌。常见

的癌前病变包括黏膜白斑、慢性子宫颈炎伴宫颈糜烂、乳腺纤维囊性病、大肠腺瘤、慢性萎缩性胃炎及胃溃疡、慢性溃疡性结肠炎、皮肤慢性溃疡和肝硬化。

非典型性增生指增生的上皮细胞呈现一定程度的异型性，但不足以诊断为癌。

原位癌是指重度非典型性增生几乎累及或累及上皮的全层，但没有侵破基底膜向下浸润生长者。有时也称为上皮内癌。

十、肿瘤的病因学与发病学

外源性致癌因素(致癌物)包括化学性、物理性和生物性三大类。最常见的为化学性致癌因素。生物性因素主要是病毒，如人乳头瘤病毒(HPV)被认为是子宫颈癌的主要病因。

(吴新刚)

第七节　心血管系统疾病

一、风湿病

风湿病是一种与 A 组乙型溶血性链球菌感染有关的变态反应性疾病。一般要经历以下三个阶段：①变质渗出期。②增生期，本期形成特征性病变，即风湿小体(或阿少夫小体)。镜下，风湿小体中央为纤维素样坏死，周围有成团的风湿细胞和成纤维细胞，并伴有淋巴细胞和浆细胞。③纤维化期。

风湿病主要累及全身结缔组织，最常侵犯心脏、关节、皮肤和血管等处，以心脏病变最严重。风湿性心脏病根据累及的层次可分为风湿性心内膜炎、风湿性心肌炎和风湿性心外膜炎。风湿性心内膜炎最常侵犯二尖瓣，可导致二尖瓣狭窄合并关闭不全。

二、动脉粥样硬化

动脉粥样硬化(AS)是心血管系统中最常见的疾病，主要累及大、中动脉，最常见于腹主动脉，其次为冠状动脉。AS 主要危险因素包括高脂血症[乳糜微粒(CM)、低密度脂蛋白(LDL)和极低密度脂蛋白(VLDL)与 AS 的发生有关，而高密度脂蛋白(HDL)具有很强的抗 AS 和冠心病发病的作用]、高血压、吸烟、糖尿病和高胰岛素血症等。

AS 的基本病变包括脂纹、纤维斑块和粥样斑块。粥样斑块又称粥瘤，镜下表现为玻璃样变的纤维帽，深部为大量无定形坏死物质，其内富含细胞外脂质，可见胆固醇结晶(石蜡切片上为针状空隙)、钙盐等，底部和边缘可有肉芽组织增生，外周可见少许泡沫细胞和淋巴细胞浸润。粥样斑块可继发斑块内出血、斑块破裂、血栓形成、动脉瘤形成和钙化等。

冠状动脉粥样硬化好发于左冠状动脉前降支，可引起心绞痛和心肌梗死等。

心绞痛是由于心肌急剧的、暂时性缺血、缺氧所引起的临床综合征，典型表现为阵发性胸骨后的压榨性或紧缩性疼痛感，持续数分钟，常有诱因，经休息和硝酸酯制剂可缓解消失。临床上，心绞痛可分为稳定性心绞痛、不稳定性心绞痛和变异型心绞痛。

心肌梗死是由于冠状动脉供血中断，引起心肌严重、持续性缺血、缺氧而导致的心肌坏死。临床表现为剧烈而较持久的胸骨后疼痛，含服硝酸酯制剂或休息后症状不能完全缓解，并可出现发热、心动过速、白细胞增多等全身症状。实验室检查，可见血清肌红蛋白和心肌酶含量增高。心电图检查，常出现病理性 Q 波。

根据梗死灶的范围和深度可将心肌梗死分为两个主要类型：①心内膜下心肌梗死；②透壁性心肌梗死，此型临床上最常见，多发生在左冠状动脉前降支的供血区，即左心室前壁、心尖部和室间隔前 2/3。

心肌梗死可发生以下并发症：乳头肌功能失调或断裂、心脏破裂（最严重的并发症）、室壁瘤、附壁血栓形成和急性梗死后综合征等。

三、原发性高血压

高血压是以体循环动脉血压持续升高（收缩压 ≥ 140 mmHg 和/或舒张压 ≥ 90 mmHg）为主要表现的临床综合征，可分为原发性高血压（又名高血压病）和继发性高血压。高血压病是以细小动脉硬化为基本病变的全身性疾病，晚期可因脑出血、心力衰竭或肾衰竭而死亡。

高血压病的危险因素包括遗传因素、饮食因素、社会心理应激因素和其他因素。饮食因素与高血压病的发病密切相关，其中最重要的是钠的摄入量。世界卫生组织（WHO）建议每人每日摄盐量控制在 5g 以下。

高血压病可分为良性高血压和恶性高血压两种类型。按病变的发展，良性高血压可分为三期，即功能紊乱期、动脉病变期和内脏病变期。功能紊乱期主要表现为全身细小动脉间歇性痉挛；动脉病变期主要表现为细小动脉硬化；内脏病变期以心脏、肾脏、脑和视网膜的病变最为明显。心脏主要表现为左心室肥大（包括向心性肥大和离心性肥大），晚期可引起心力衰竭；肾脏表现为原发性颗粒性固缩肾（双侧肾脏对称性缩小，质地变硬，表面呈细颗粒状，切面皮质变薄，皮髓质界限模糊）；脑的病变包括脑水肿、脑软化和脑出血。脑出血是高血压病最严重的并发症和最常见的死亡原因，常发生于豆纹动脉，导致内囊和基底核出血，引起三偏综合征（偏瘫、偏麻、偏盲）。恶性高血压的主要病变为增生性小动脉硬化和坏死性细动脉炎。

四、感染性心内膜炎

感染性心内膜炎是由病原微生物直接侵袭心内膜而引起的化脓性炎症，主要侵犯二尖瓣和主动脉瓣，表现为受累心瓣膜上形成赘生物，易脱落形成栓子。急性感染性心内膜炎由致病力强的化脓菌（如金黄色葡萄球菌、溶血性链球菌和肺炎球菌等）引起，常侵犯正常的心瓣膜。亚急性感染性心内膜炎主要由毒力较弱的细菌（如草绿色链球菌、肠球菌）引起，常侵犯已经发生病变的瓣膜。

（邹　进　吴新刚）

第八节　呼吸系统疾病

一、慢性支气管炎

慢性支气管炎是指发生于支气管黏膜及其周围组织的慢性非特异性炎症，是中老年男性人群中最常见的呼吸系统疾病。其临床特征为：反复发作的咳嗽、咳痰或伴有喘息；症状每年至少持续 3 个月，连续两年以上。慢性支气管炎是多种内、外因素长期综合作用所致。感染因素是慢性支气管炎病变发展和病情加重的重要因素；吸烟与慢性支气管炎的发生关系密切。慢性支气管炎的主要病理变化为腺体增生、肥大、黏液化和退变。因炎症刺激、腺体分泌亢进，患者可出现咳嗽、咳痰，因支气管痉挛或黏液分泌物阻塞支气管可致喘息。常见并发症有支气管肺炎、支气管扩张症、阻塞性肺气肿（最常见、最重要）和慢性肺源性心脏病等。

二、肺气肿

肺气肿是指末梢肺组织（包括呼吸性细支气管、肺泡管、肺泡囊和肺泡）因过度充气而呈持久性扩张，并伴有肺泡间隔破坏，以致肺组织弹性减弱，容积增大的一种病理状态。常继发于其他慢性阻塞性肺疾病，其中最常见的是慢性支气管炎。根据受累部位，肺气肿可分为肺泡性肺气肿和间质性肺气肿两大类；肺泡性肺气肿又可分为腺泡中央型肺气肿、腺泡周围型肺气肿和全腺泡型肺气肿，以腺泡中央型肺气肿最常见。腺泡中央型肺气肿表现为肺腺泡中央的呼吸性细支气管呈囊状扩张，而肺泡管、肺泡囊扩张不明显；腺泡周围型肺气肿表现肺腺泡远侧端的肺泡管、肺泡囊扩张，而近侧端的呼吸性细支气管基本正常。常见并发症有慢性肺源性心脏病、自发性气胸和呼吸衰竭及肺性脑病。

三、慢性肺源性心脏病

慢性肺源性心脏病（肺心病）是由慢性肺疾病、肺血管疾病及胸廓运动障碍性疾病引起肺循环阻力增加、肺动脉压力升高而导致的以右心室肥厚、扩张为特征的心脏病。最常见的病因为慢性支气管炎并发阻塞性肺气肿。主要病理变化为右心室肥大。通常以肺动脉瓣下 2 cm 处右心室肌壁厚度超过 5 mm（正常约 3~4 mm）作为肺心病的病理诊断标准。

四、肺炎

大叶性肺炎是指主要由肺炎链球菌（俗称肺炎球菌）引起的以肺泡内弥漫性纤维素渗出为主的急性炎症，病变常累及肺大叶的全部或大部，一般只累及单侧肺，多见于左肺下叶，其次为右肺下叶。临床表现为起病急骤，以寒战、高热开始，继而胸痛、咳嗽、咳铁锈色痰、呼吸困难，检查有肺实变体征和外周血白细胞计数增高。大叶性肺炎的主要病因是肺炎球菌，主要病变为肺泡内的纤维素性炎，典型的自然发展过程可分为充血水肿期、红色肝样变期、灰色肝样变期和溶解消散期四期（表 3-6）。常见并发症有肺肉质变（由于患者肺泡腔内渗出的中性粒细胞过少或功能缺陷，释放的蛋白水解酶不足，导致渗出的纤维素不能被完全溶解吸收，由肉芽组织取代而机化，使病变肺组织转变为褐色肉样纤维组织）、败血症或脓毒败血症、肺脓肿及脓胸和感染性休克（最严重）。

表3-6　大叶性肺炎各期主要特点

分期	充血水肿期	红色肝样变期	灰色肝样变期	溶解消散期
发生时间	发病后1~2天	发病后3~4天	发病后5~6天	发病后7天
肉眼观	肺叶肿胀，重量增加，暗红色，切面能挤出淡红色泡沫状液体	肺叶肿大，重量增加，呈暗红色，质实如肝，切面粗糙呈颗粒状	肺叶仍肿大，灰白色，切面干燥，颗粒状，质实如肝	肺叶呈淡黄色，质地变软，挤压时切面可有脓样混浊液体流出
镜下观	肺泡壁毛细血管扩张充血，肺泡腔内有较多的浆液性渗出物，混有少量红细胞、中性粒细胞和巨噬细胞	肺泡壁毛细血管进一步扩张、充血，肺泡腔内充满大量的红细胞、纤维素，并有一定数量的中性粒细胞和少量巨噬细胞	肺泡壁毛细血管因受压而呈贫血状态，肺泡腔内充满致密的纤维素网，并有大量中性粒细胞，红细胞大部分溶解消失	肺泡壁毛细血管由贫血状态逐渐恢复正常，肺泡腔内渗出的中性粒细胞变性、坏死崩解，纤维素消失
临床病理联系	寒战、高热、咳嗽、咳白色或浅红色泡沫痰，听诊可闻及湿性啰音。外周血白细胞计数增高，X线呈淡薄而均匀的阴影。此期渗出物中可检出肺炎链球菌	高热，咳铁锈色痰，发绀、呼吸困难等缺氧症状，听诊肺泡呼吸音减弱或消失，可闻及支气管呼吸音；触诊语颤增强；叩诊呈浊音或实音。X线呈大片致密阴影。此期渗出物中可检出肺炎链球菌	基本同红色肝样变期，但缺氧症状有所改善，痰逐渐转为黏液脓痰，X线呈大片致密阴影	体温下降，临床症状减轻、消失，实变体征消失，痰量多，呈稀薄状，听诊可闻及湿啰音，X线呈散在不均匀片状阴影

　　小叶性肺炎是以细支气管为中心的急性化脓性炎症，又称支气管肺炎。其与大叶性肺炎的区别见表3-7。

表3-7　大叶性肺炎与小叶性肺炎的区别

项目	大叶性肺炎	小叶性肺炎
病因	肺炎球菌，单一感染	葡萄球菌、肺炎球菌等，混合感染
好发人群	青壮年	小儿、年老体弱者
病变范围	累及部分或整个肺大叶	以肺小叶为单位灶状分布
炎症性质	纤维素性炎	化脓性炎
肉眼观	肺叶肿胀、实变	两肺散在质实病灶，色暗红或灰黄

续表 3 - 7

项目	大叶性肺炎	小叶性肺炎
镜下观	肺泡腔内纤维素、中性粒细胞渗出	细支气管及周围肺组织中性粒细胞浸润
临床特点	寒战、高热、咳嗽、咳铁锈色痰、胸痛、肺实变体征	发热、咳嗽、咳黏液脓痰，肺实变不明显
X线	大片致密阴影	散在不规则斑点状或小片状阴影
并发症	肺肉质变、败血症或脓毒败血症、肺脓肿及脓胸、感染性休克	心力衰竭、呼吸衰竭、肺脓肿及脓胸、支气管扩张症

病毒性肺炎是由上呼吸道病毒感染向下蔓延所致的肺部炎症，其基本病变为急性间质性肺炎。检出病毒包涵体是病理组织学诊断病毒性肺炎的重要依据。

支原体性肺炎是指由肺炎支原体引起的急性间质性肺炎。

五、肺硅沉着症

肺硅沉着症（硅肺）是长期吸入大量含游离二氧化硅的粉尘微粒而引起的一种以硅结节形成和肺广泛纤维化为病变特征的职业病。游离 SiO_2 是硅肺的致病因子，以 $1 \sim 2\ \mu m$ 的硅尘微粒致病力最强。基本病变是硅结节形成和肺间质弥漫性纤维化。常见并发症有肺结核病、慢性肺源性心脏病、肺气肿和自发性气胸。

六、肺癌

肺癌是起源于支气管黏膜和肺泡上皮的恶性肿瘤。吸烟是肺癌发生的首要危险因素。根据肺癌的发生部位及大体形态特点将其分为中央型（最常见）、周围型和弥漫型。肺癌的组织学类型包括鳞状细胞癌（最常见）、腺癌和小细胞癌（分化最低、恶性程度最高）等。扩散途径包括直接蔓延、淋巴道转移和血道转移。

（卜丹霞）

第九节　消化系统疾病

一、消化性溃疡

消化性溃疡指发生于胃和十二指肠的溃疡，多见于青壮年，主要表现为长期性、周期性和节律性的上腹部疼痛。胃溃疡多发生于胃小弯近幽门处，胃窦部尤为多见，溃疡通常只有一个，直径多在 2 cm 以内。十二指肠溃疡多发生于球部的前壁或后壁，溃疡一般较胃溃疡小而浅，直径多在 1 cm 以内。典型溃疡呈圆形或椭圆形，边缘整齐，状如刀切，底部平坦，深浅不一。镜下，溃疡底从表面至深层大致由渗出层、坏死层、肉芽组织层和瘢痕层组成。消化性溃疡的常见并发症有出血（最常见）、穿孔、幽门梗阻和癌变（十二指肠溃疡一般不癌变）。

二、食管癌

食管癌是由食管黏膜上皮或腺体发生的恶性肿瘤，主要表现为进行性加重的吞咽困难。食管癌好发于食管中段，可分为早期癌和中晚期癌两类。早期食管癌是指病变仅累及黏膜层或黏膜下层，未侵犯肌层，无淋巴结转移者，肉眼观可分为隐伏型、糜烂型、斑块型和乳头型。中晚期食管癌肉眼观可分为髓质型（最常见）、蕈伞型、溃疡型和缩窄型四种类型，组织学类型以鳞状细胞癌为主。扩散途径包括直接蔓延、淋巴道转移和血道转移。

三、胃癌

胃癌是最常见的消化道恶性肿瘤之一，好发于胃窦部，特别是小弯侧。根据癌组织浸润深度，将胃癌分为早期胃癌与进展期胃癌。癌组织浸润仅限于黏膜层及黏膜下层，不论有无淋巴结转移均属早期胃癌。早期胃癌肉眼观可分为隆起型、表浅型和凹陷型三种类型。进展期胃癌肉眼观类型包括息肉型（蕈伞型）、溃疡型和浸润型。溃疡型胃癌与胃溃疡的区别见表3-8。扩散途径包括直接蔓延、淋巴道转移（主要转移途径）、血道转移和种植性转移。

表3-8　胃溃疡与溃疡型胃癌的区别

项目	胃溃疡	溃疡型胃癌
外形	圆形或椭圆形	不整形、皿状或火山口状
大小	溃疡直径一般 <2 cm	溃疡直径常 >2 cm
深度	较深	较浅
边缘	整齐、少隆起	不整齐、隆起
底部	较平坦、清洁	凹凸不平，有坏死出血
周围黏膜	皱襞向溃疡集中	皱襞中断，呈结节状增粗肥厚

四、大肠癌

大肠癌是大肠黏膜和腺体来源的恶性肿瘤，又称结直肠癌。好发于直肠，其次是乙状结肠。根据癌组织浸润深度，可分为早期大肠癌与进展期大肠癌。肿瘤限于黏膜下层，无淋巴结转移者称早期大肠癌。进展期大肠癌肉眼观类型包括隆起型（好发于右半结肠）、溃疡型（好发于直肠和乙状结肠）、浸润型（好发于左侧结肠，可导致环形狭窄）、胶样型（好发于右侧结肠和直肠）。组织学类型以腺癌最常见。扩散途径包括直接蔓延、淋巴道转移（主要转移途径）、血道转移和种植性转移。

五、病毒性肝炎

病毒性肝炎是一组由肝炎病毒引起的以肝细胞变性、坏死和凋亡为主要病变的传染病。目前已证实的肝炎病毒有甲、乙、丙、丁和戊型，其中 HAV 和 HEV 主要通过粪-口途径传播（肠道传播），HBV、HCV 和 HDV 主要通过血源性途径传播。我国是病毒性肝炎高发区，其中以乙型肝炎最为多见。各型肝炎病变基本相同，都是以肝细胞的变性、坏死和凋亡为主，同时伴有不同程度的炎细胞浸润、肝细胞再生和纤维组织增生。肝细胞水肿（胞质疏松化和气球样变）是最常见的病变。根据坏死的范围、分布特点及坏死灶的形态可将肝细胞坏死分为四种类型：①点状或灶状坏死；②碎片状坏死；③桥接坏死；④亚大片坏死和大片坏死。

各型肝炎的主要病变见表3-9。

表3-9　各型肝炎的主要病变

肝炎类型		病理变化
急性普通型肝炎		广泛的肝细胞变性，以胞浆疏松化和气球样变最为普遍，坏死轻微
慢性普通型肝炎	轻度	肝细胞变性、点状坏死，偶见轻度碎片状坏死；汇管区周围纤维组织增生及炎细胞浸润，肝小叶结构完整
	中度	肝细胞变性、坏死较明显，中度碎片状坏死，可见特征性的桥接坏死；小叶内纤维间隔形成，但大部分小叶结构完整
	重度	肝细胞坏死广泛、严重，以重度碎片状坏死及桥接坏死为主；肝细胞不规则结节状再生；增生的纤维组织形成纤维间隔分隔肝小叶，导致小叶结构紊乱，或形成早期肝硬化
急性重型肝炎		急性黄色（或红色）肝萎缩；肝细胞呈大片坏死或亚大片坏死；残存的肝细胞再生不明显
亚急性重型肝炎		亚急性黄色肝萎缩；既有大片的肝细胞坏死，又有肝细胞结节状再生

六、肝硬化

肝硬化是指由于肝细胞弥漫性变性、坏死，继发肝细胞结节状再生和纤维组织增生，这三种病变反复交错进行，使肝小叶结构和血液循环途径逐渐被改建，最终导致肝脏变形、变硬的一种常见的慢性肝脏疾病。病毒性肝炎是我国肝硬化的主要原因，尤其是乙型肝炎和丙型肝炎与肝硬化的发生密切相关；慢性乙醇中毒是西方国家肝硬化的主要原因。

门脉性肝硬化是最常见的肝硬化类型。肉眼观，肝体积缩小，质地变硬，表面和切面呈弥漫分布的颗粒状或小结节状，大小相仿，最大结节直径不超过1.0 cm。门脉性肝硬化的特征性病变是假小叶形成。假小叶是指由广泛增生的纤维组织将肝小叶分割包绕成大小不等、圆形或椭圆形肝细胞团。假小叶内肝细胞排列紊乱，小叶中央静脉缺如、偏位或两个以上，有时可见汇管区。

肝硬化主要临床表现为门静脉高压症及肝功能不全。门脉高压症包括：①慢性淤血性脾肿大：脾肿大可引起脾功能亢进，导致外周血红细胞、白细胞和血小板减少，患者出现贫血和出血倾向。②胃肠道淤血、水肿：临床上可出现腹胀、消化不良、食欲不振等症状。③腹水：可致腹部明显膨隆。④侧支循环形成：主要侧支循环和合并症如下：a.门静脉血经胃冠状静脉到食管静脉丛，再注入奇静脉后回流到上腔静脉（最常见），可导致食管下段静脉丛曲张，甚至破裂而发生上消化道大出血（呕血、便血），严重者可出现失血性休克而危及生命，是肝硬化患者常见的死亡原因之一。b.门静脉血经肠系膜下静脉至直肠静脉丛，再经髂内静脉回流到下腔静脉，可引起直肠静脉(痔静脉)丛曲张，形成痔核(便血)。c.门静脉血经附脐静脉至脐周静脉网，再经腹壁上、下静脉回流至上、下腔静脉，可引起脐周及腹壁静脉曲张("海蛇头")。肝功能不全主要表现为：①雌激素灭活减弱(蜘蛛痣、肝掌，男性乳房发育、睾丸萎缩，女性月经不调、闭经、不孕等)；②出血倾向；③黄疸；④蛋白质合成障碍(白蛋白合成减少，白/球比减小甚至倒置)；⑤肝性脑病(是导致肝硬化患者死亡的又一重要原因)。

七、原发性肝癌

原发性肝癌是由肝细胞或肝内胆管上皮细胞发生的恶性肿瘤，常见病因有病毒性肝炎、肝硬化、黄曲霉菌及其毒素、亚硝胺类化合物等。肉眼观可分为早期肝癌和中晚期肝癌。早期肝癌是指单个瘤结节最大直径在 3 cm 以下，或两个瘤结节的直径总和在 3 cm 以下者。中晚期肝癌可分为巨块型、多结节型(最常见)和弥漫型三种类型。组织学类型以肝细胞癌最多见。扩散途径包括肝内蔓延和转移、肝外转移。

(卜丹霞)

第十节　泌尿系统疾病

一、肾小球肾炎

肾小球肾炎是以肾小球损害为主的变态反应性疾病，是引起肾衰竭最常见的原因，可分为原发性肾小球肾炎、继发性肾小球疾病和遗传性肾炎。抗原抗体反应是引起肾小球肾炎的主要机制。引起肾小球肾炎的抗原大致可分为内源性和外源性两大类。抗原抗体复合物是引起肾小球损伤的主要原因。

原发性肾小球肾炎的类型见表 3－10。

表 3－10　原发性肾小球肾炎的病理类型和临床类型

病理类型	临床类型
微小病变病	急性肾炎综合征(明显血尿、轻至中度蛋白尿，常
局灶性节段性肾小球硬化	伴高血压和轻度水肿)
弥漫性肾小球肾炎	快速进行性肾炎综合征(血尿、蛋白尿和水肿，迅
膜性肾病	速发生少尿、无尿、氮质血症，并发展为急性肾衰
增生性肾炎	竭)
系膜增生性肾小球肾炎	慢性肾炎综合征(多尿、夜尿、低比重尿、高血压、
毛细血管内增生性肾小球肾炎	贫血、氮质血症和尿毒症)
系膜毛细血管性肾小球肾炎	肾病综合征("三高一低"：大量蛋白尿、低蛋白血
新月体性肾小球肾炎	症、高度水肿和高脂血症)
硬化性肾小球肾炎	无症状血尿或蛋白尿
未分类的肾小球肾炎	

系膜增生性肾小球肾炎是以弥漫性肾小球系膜细胞增生及不同程度系膜基质增多为主要特征的肾小球疾病，是我国最常见的肾小球肾炎。表现为无症状性血尿和/或蛋白尿、慢性肾炎综合征或肾病综合征。

毛细血管内增生性肾小球肾炎又名急性弥漫性增生性肾小球肾炎，主要表现为急性肾炎综合征。多见于 5～14 岁的儿童，大多数病例与 A 组乙型溶血性链球菌感染有关。肉眼表现为大红肾（双肾轻到中度肿大，被膜紧张、表面光滑、充血、色较红）或蚤咬肾（肾表面及切面可见散在粟粒大小出血点）。镜下表现为毛细血管内皮细胞和系膜细胞增生，伴中性粒细胞和巨噬细胞浸润。

新月体性肾小球肾炎，又名快速进行性肾小球肾炎，多见于中青年，表现为快速进行性肾炎综合征。镜下表现为 50% 以上的肾小球内有新月体形成。早期新月体主要由显著增生的壁层上皮细胞构成（细胞性新月体）。随着病变进展，可转变为纤维－细胞性新月体和纤维性新月体。

硬化性肾小球肾炎，又名慢性肾小球肾炎，主要病变为大量肾小球发生玻璃样变和硬化。肉眼观，双肾对称性萎缩变小，表面呈弥漫性细颗粒状（颗粒性固缩肾）。

二、肾盂肾炎

肾盂肾炎是由细菌感染引起的肾盂及肾间质的化脓性炎症，多见于女性，尤其是育龄女性。临床上主要表现为发热、腰部酸痛、血尿、脓尿等。本病主要由细菌感染引起，最常见的致病菌是大肠埃希菌。感染途径包括血源性（下行性）感染和上行性感染。上行性感染途径最常见。上行性感染的发生需要经过以下步骤：①细菌侵入后尿道或女性阴道口；②细菌经尿道侵入膀胱引起膀胱炎；③细菌自膀胱侵入输尿管、肾盂。急性肾盂肾炎多由上行性感染所致，常有尿频、尿急、尿痛等膀胱刺激症状。肉眼观，双肾表面和切面可见散在多数大小不等、黄色或黄白色脓肿。镜下表现为肾间质的化脓性炎症和肾小管上皮细胞的坏死、崩解。慢性肾盂肾炎肉眼观表现为双肾大小不等，体积缩小，质地变硬，表面高低不平，有不规则凹陷性瘢痕。

（邹　进　吴新刚）

第十一节　生殖系统疾病

一、子宫颈癌

子宫颈癌是最常见的妇科恶性肿瘤之一，其危险因素包括：①人乳头瘤病毒（HPV）：子宫颈癌的主要病因；②性行为因素；③早育、多产；④免疫系统受损；⑤其他因素如吸烟、性病史等。子宫颈上皮内肿瘤是子宫颈癌的癌前病变，常经宫颈活体组织检查发现。根据病变程度不同分为 CIN－Ⅰ（轻度不典型增生）、CIN－Ⅱ（中度不典型增生）和 CIN－Ⅲ（重度不典型增生和原位癌）。子宫颈浸润癌根据肉眼观分为四型：①糜烂型；②外生菜花型；③内生浸润型；④溃疡型。最常见的组织学类型是鳞状细胞癌。上皮内癌突破基底膜向固有膜间质内浸润，但浸润深度不超过基底膜下 5 mm 者，称早期浸润癌。按癌细胞分化程度，浸润性鳞状细胞癌可分为大细胞角化型癌、大细胞非角化型癌和小细胞非角化型癌三型。子宫颈癌的扩散途径包括直接蔓延、淋巴道转移（最常见和最重要的转移途径）和血道转移。子宫颈癌早期常表现为阴道不规则流血和分泌物增多，最早表现为性交或妇科检查（双合诊或三合诊）后有少量出血（接触性出血），排便后阴道少量流血。晚期可出现疼痛。若肿瘤蔓延至全盆腔，并向两侧浸润达骨盆壁，侵犯双侧主韧带及骶韧带，子宫、输卵管和卵巢均受侵蚀被固定，整个盆腔呈硬块状，宛如被冰冻了一样，称冰冻骨盆。CIN－Ⅰ常采用物理治疗（冷冻、激光和电灼）；CIN－Ⅱ采用物理治疗或宫颈锥切术；CIN－Ⅲ，有生育要求者用宫颈锥切术，无生育要求者用筋膜外子宫切除术；手术是治疗早中期子宫颈癌的首选方法。

二、妊娠滋养层细胞疾病

（一）葡萄胎

葡萄胎是指由于妊娠后胎盘绒毛滋养细胞不正常的分裂和增殖，间质高度水肿，形成大小不等的水泡，水泡间借蒂相连成串，形似葡萄而得名。根据形态，可分为完全性葡萄胎和部分性葡萄胎两类。完全性葡萄胎表现为滋养层细胞不同程度增生、绒毛间质水肿形成水泡和间质血管消失。部分性葡萄胎表现为部分绒毛正常，部分绒毛扩大呈水泡状；滋养层细胞轻度增生，常仅为合体滋养层细胞增生；病变绒毛间质中常可见毛细血管，其中可见有核红细胞。

（二）侵袭性葡萄胎

侵袭性葡萄胎是指葡萄胎组织侵入子宫肌层并引起组织破坏，或转移至肺、阴道、脑等部位。侵袭性葡萄胎常继发于葡萄胎，和葡萄胎的主要区别是水泡状绒毛侵入子宫肌层内形成紫蓝色出血坏死结节，恶性程度一般不高，预后较好。

（三）绒毛膜癌

绒毛膜癌（简称绒癌）是滋养层细胞来源的恶性肿瘤。肉眼观，癌结节呈单个或多个，暗红色或紫蓝色，位于子宫的不同部位，常伴有出血、坏死、感染、病灶质软而脆，大者可突入宫腔，常侵入深肌层，甚而穿透宫壁达浆膜外。绒癌极易经血道转移，以肺最常见。

三、乳腺癌

乳腺癌是女性最常见的恶性肿瘤，多发生于 40～60 岁女性。肿瘤好发于乳腺外上象限。可能的危险因素包括：性别和年龄、遗传因素、乳腺癌病史、内分泌因素（雌激素的长期作用被认为是引起乳腺癌的重要原因）和其他因素如肥胖、种族等。目前，临床上将乳腺癌大致分为非浸润性乳腺癌和浸润性乳腺癌两大类：①非浸润性乳腺癌，包括导管原位癌和小叶原位癌等。②浸润性乳腺癌，包括：a. 浸润性导管癌：是最常见的乳腺癌类型。肉眼观，肿块质硬，灰白色，界限不清，切面有沙砾感，有放射状小梁，从癌实质向四周纤维脂肪组织伸展而呈明显星状或蟹足状。镜下，一般表现为在致密纤维组织增生的间质中可见癌细胞排列呈不规则巢状或条索状，或伴有少量腺样结构。b. 浸润性小叶癌。c. 小管癌。d. 髓样癌。e. 黏液癌。f. 炎性乳腺癌和其他类型。乳腺癌的扩散途径包括直接蔓延、淋巴道转移(乳腺癌最常见的转移途径,常首先转移至同侧腋窝淋巴结)和血道转移。乳腺癌最早的表现多为单侧单个无痛性肿块。常随着肿瘤的生长,癌细胞侵及周围组织可引起乳房外形改变。当乳房悬韧带失去弹性缩短,可使局部皮肤凹陷,形成"酒窝征"。如癌细胞堵塞淋巴管,可使皮肤呈现酷似橘子皮的"橘皮征"。当水肿加剧,即形成橘皮样水肿,这是一个较晚期的体征。

(夏素娟)

第十二节　内分泌系统疾病

一、弥漫性毒性甲状腺肿

弥漫性毒性甲状腺肿是指具有甲状腺毒症的甲状腺肿,又名 Graves 病。甲状腺毒症是指血中甲状腺素过多,作用于全身组织所引起的临床综合征,临床上称之为甲状腺功能亢进症,简称"甲亢"。弥漫性毒性甲状腺肿患者主要临床表现为甲状腺肿大,甲状腺功能亢进引起的代谢增高、心悸、多汗、怕热、多食、消瘦、乏力、神经过敏、紧张多虑、多言多动等。一般认为,本病是在遗传的基础上,因感染、精神创伤等因素诱发体内的免疫功能紊乱,产生针对促甲状腺激素(TSH)受体、甲状腺球蛋白、T_3 和 T_4 的自身抗体而发病的,属于抑制性 T 淋巴细胞功能缺陷所导致的一种器官特异性自身免疫病。甲状腺滤泡上皮的过度增生是本病的基本病变。除甲状腺病变外,患者可有全身淋巴组织增生,胸腺肥大和脾肿大;心脏肥大,心肌灶状坏死及纤维化;肝细胞变性、坏死及间质纤维组织增生;浸润性突眼和胫前黏液性水肿。主要临床表现有 T_3、T_4 分泌过多综合征、甲状腺肿、眼征(如突眼)、其他症状(如皮肤色素沉着、胫前黏液性水肿和杵状指)。

二、甲状腺肿瘤

(一)甲状腺腺瘤

甲状腺腺瘤是指起源于甲状腺滤泡上皮的良性肿瘤,又名甲状腺单发结节。甲状腺腺瘤组织学类型主要是滤泡性腺瘤,包括单纯型腺瘤、胶样型腺瘤、胎儿型腺瘤、胚胎型腺瘤、嗜酸细胞型腺瘤、玻璃样变性梁状腺瘤、非典型腺瘤和其他罕见类型的滤泡性腺瘤。

(二)甲状腺癌

甲状腺癌是头颈部常见的恶性肿瘤。根据组织学特征,甲状腺癌可分为分化癌(包括乳头状癌和滤泡癌)、髓样癌和未分化癌三大类。乳头状癌是甲状腺癌最常见的类型,预后较好。癌细胞围绕纤维血管间质中心轴呈乳头状排列,间质水肿或玻璃样变,常见砂粒体。未分化癌的恶性程度高,早期即可发生浸润和转移,预后差。

三、糖尿病

糖尿病是一种由于胰岛素分泌相对或绝对不足以及靶细胞对胰岛素敏感性降低,引起糖、蛋白、脂类、水和电解质代谢紊乱的临床综合征，其基本特征是血中葡萄糖长期增高。临床上表现为多饮、多食、多尿和体重减轻（即"三多一少"），久病可引起多器官损害，导致血管、心脏、神经、肾和眼等组织器官的慢性并发症，引起肢体坏疽、多发性神经炎、失明和肾衰竭，严重或应激时可并发酮症酸中毒和非酮症性高渗性昏迷等。

按照 1999 年 WHO 的标准，糖尿病分为 4 种类型，即 1 型糖尿病、2 型糖尿病、妊娠糖尿病和其他特殊类型糖尿病。1 型糖尿病可发生于任何年龄，但多见于青少年。起病急，代谢紊乱症状明显，有酮症酸中毒倾向。2 型糖尿病可发生于任何年龄，但多见于成人，患者大部分肥胖或超重。部分患者以胰岛素抵抗为主，伴胰岛素分泌相对不足；部分患者以胰岛素分泌缺乏为主，伴/不伴胰岛素抵抗。起病缓慢，通常无酮症酸中毒倾向。1 型糖尿病早期为非特异性胰岛炎，后期胰岛变小、数目减少，纤维组织增生、玻璃样变。2 型糖尿病早期胰岛几乎无变化，后期 B 细胞减少。此外，可出现血管、肾脏、视网膜、神经系统和其他组织器官病变。

（夏素娟）

第十三节　传染病

一、结核病

结核病是由结核分枝杆菌引起的以结核结节形成并伴有不同程度干酪样坏死为主要病变的慢性传染病，主要经呼吸道传播，其基本病变为渗出、增生和坏死。结核结节（亦称结核性肉芽肿）主要由放射状排列的上皮样细胞、郎格汉斯巨细胞、淋巴细胞和少量成纤维细胞所构成，典型者中央见干酪样坏死。结核病的转归包括：①吸收消散；②纤维化、包裹及钙化；③浸润；④液化播散。

结核病中以肺结核病最为常见，可分为原发性和继发性肺结核病两大类。原发性肺结核病是指机体初次感染结核分枝杆菌而引起的肺结核病，多见于儿童，病变常位于上叶下部或下叶上部靠近胸膜处，表现为原发综合征（包括肺内原发病灶、结核性淋巴管炎及肺门淋巴结结核），播散途径以血道及淋巴道播散为主。继发性肺结核病是指机体再次感染结核分枝杆菌所引起的肺结核病，多见于成人，播散途径以支气管播散为主，根据病变特点和临床经过可分为以下几种类型：①局灶型肺结核；②浸润型肺结核；③慢性纤维空洞型肺结核；④干酪性肺炎；⑤结核球；⑥结核性胸膜炎。临床上最常见的类型是浸润型肺结核，病变多位于肺尖部或锁骨下区，以渗出性病变为主。结核球又称结核瘤，是由纤维包裹的孤立的境界分明的球形干酪样坏死灶。原发性肺结核与继发性肺结核的主要区别见表 3 - 11。

表 3 – 11　原发性肺结核与继发性肺结核的区别

项目	原发性肺结核	继发性肺结核
结核分枝杆菌感染	初次	再次
发病患者群	儿童	成人
免疫力	无	有
病理特点	早期肺原发综合征，有渗出病变和干酪样坏死	多种病理变化交织在一起，复杂多变
播散途径	淋巴道、血道为主	主要通过受累支气管播散
时间长短	较短	较长

二、细菌性痢疾

细菌性痢疾(简称菌痢)是一种主要由痢疾杆菌引起的纤维素性炎，以形成假膜为特征。临床上可出现发热、腹痛、腹泻、里急后重和黏液脓血便等症状。本病主要经粪－口途径传播。病变好发于大肠，以乙状结肠和直肠为重。根据肠道炎症特征、全身变化和临床经过的不同，将菌痢分为三种类型，即急性细菌性痢疾、中毒型细菌性痢疾和慢性细菌性痢疾。中毒型细菌性痢疾以中毒性休克为特征，肠道病变轻微，多见于儿童。

三、伤寒

伤寒是由伤寒沙门菌(俗称伤寒杆菌)引起的急性增生性炎症(肉芽肿性炎)，主要病变为全身单核巨噬－细胞系统细胞的增生，尤以回肠末端淋巴组织的病变最为明显。本病主要经粪－口途径传播，临床表现主要有持续高热、相对缓脉、肝脾肿大、白细胞减少及消化道症状等，典型病例可出现玫瑰疹。肠道病变以回肠末端孤立淋巴滤泡和集合淋巴结最为明显，可分为四期：①髓样肿胀期：形成伤寒肉芽肿(又称伤寒小结)，具有诊断意义；②坏死期；③溃疡期：溃疡长轴与肠的长轴平行；④愈合期。常见并发症包括肠出血、肠穿孔和支气管肺炎，其中最严重的并发症是肠穿孔。除肠道病变外，肠系膜淋巴结、肝、脾及骨髓内均可出现巨噬细胞增生、伤寒肉芽肿、灶性坏死等病变。

四、流行性脑脊髓膜炎

流行性脑脊髓膜炎(简称流脑)是由脑膜炎奈瑟菌(俗称脑膜炎球菌)引起的脑脊髓膜的急性化脓性炎症，主要借飞沫经呼吸道传播。多见于冬春季节，主要临床表现为高热、头痛、呕吐、皮肤黏膜瘀点和颈项强直等。病变主要累及软脑膜和蛛网膜下隙，表现为蛛网膜下隙大量灰黄色脓性渗出物。

五、流行性乙型脑炎

流行性乙型脑炎(简称乙脑)是由流行性乙型脑炎病毒引起的以脑实质变性、坏死为主的变质性炎。本病主要传播媒介为三带喙库蚊和白纹伊蚊等。病变广泛累及中枢神经系统灰质，最严重的是大脑皮质、基底核及视丘，其次是小脑皮质、延髓和脑桥，脊髓病变最轻。病变特点为噬神经细胞现象、卫星现象、套袖状浸润、筛状软化灶和小胶质细胞结节。

早期主要表现为高热，伴头痛、恶心、呕吐、嗜睡和倦怠等。后期因脑实质受损，可出现不同程度的意识障碍、惊厥或抽搐甚至呼吸衰竭等。

六、血吸虫病

血吸虫病是由血吸虫寄生于人体引起的地方性寄生虫病，主要病变特点是虫卵结节（血吸虫性肉芽肿）的形成。血吸虫的尾蚴、童虫、成虫和虫卵均可引起病变，但以虫卵引起的病变最为严重。虫卵可沉积于结肠壁和肝内，也可见于小肠、肺和脑内，形成虫卵结节。根据其发展过程，虫卵结节可分为急性虫卵结节和慢性虫卵结节（假结核结节）。肠道病变以乙状结肠和直肠最为显著。早期形成急性虫卵结节；晚期主要表现为肠黏膜纤维化，肠壁增厚变硬，肠腔狭窄，可伴息肉样增生。部分慢性血吸虫病患者可在肠黏膜息肉样增生病变的基础上发生癌变。肝脏病变早期表现为表面及切面可见多少不等的散在结节，灰白色或灰黄色，粟粒大小；晚期可致血吸虫性肝硬化。

七、性传播疾病

淋病是最常见的性传播疾病（STD），它是由淋病奈瑟菌（俗称淋球菌）引起的主要发生于泌尿、生殖系统的急性化脓性炎。尖锐湿疣是由 HPV 感染所引起的 STD，通常发生于外阴，特征性病变为表皮浅层有明显的凹空细胞形成。梅毒是由梅毒螺旋体引起的慢性传染病，可侵犯人体所有器官，可分为先天性梅毒（胎传梅毒）和后天性梅毒（获得性梅毒）。后天性梅毒可分三期：一期梅毒出现特征性硬下疳，二期梅毒主要表现为梅毒疹；三期梅毒为晚期梅毒，可引起树胶样肿，患者常因心血管和中枢神经系统受累而死亡。艾滋病是由人类免疫缺陷病毒（HIV）感染所引起的以全身性严重 T 细胞免疫缺陷为主要特征的传染病，全称获得性免疫缺陷综合征（AIDS）。传播途径包括性接触、血源性传播和垂直传播。主要病变可分为三大类：①淋巴组织的变化；②机会性感染；③机会性肿瘤。

（吴新刚）

第十四节　常见病理生理过程

一、水、电解质代谢紊乱

（一）脱水

根据细胞外液的渗透压不同可分为高渗性脱水、低渗性脱水和等渗性脱水三种类型。

高渗性脱水以失水多于失钠、血清钠浓度 >150 mmol/L、血浆渗透压 >310 mmol/L 为主要特征，其原因包括饮水不足和失水过多（经皮肤、肺、肾和胃肠道丢失）。高渗性脱水对机体的影响包括口渴、尿少、尿比重增高，晚期和重症患者可致尿钠含量减少，脱水严重者可发生脱水热。防治原则包括防治原发疾病，先糖后盐。

低渗性脱水以失钠多于失水，血清钠浓度 <130 mmol/L，血浆渗透压 <280 mmol/L 为主要特征，其原因包括丧失大量消化液而只补充水分（最常见原因）、大量出汗后只补充水

分、大面积烧伤后只补充水分和肾脏失钠。低渗性脱水对机体的影响包括血容量明显减少，可早期出现休克；出现皮肤弹性降低，眼窝凹陷（婴儿可表现为囟门凹陷）等脱水表现；严重脱水时可引起少尿；由肾外因素引起者，尿钠含量减少，经肾失钠者，尿钠含量增多。防治原则包括防治原发疾病，先盐后糖。

水与钠按其在正常血浆中的浓度比例丢失时，可引起等渗性脱水，即使不按比例丢失，但脱水后经过机体调节，血钠浓度仍维持在 130 ~ 150 mmol/L，渗透压仍保持在 280 ~ 310 mmol/L 者，亦属等渗性脱水。原因包括：①麻痹性肠梗阻；②胸、腹水大量抽放，大面积烧伤，大量呕吐、腹泻或胃、肠吸引术以后；③新生儿消化道先天畸形引起消化液丢失。等渗性脱水对机体的影响有血浆容量及组织间液量均减少，血液浓缩，但细胞内液量变化不大；患者尿量减少，尿内 Na^+、Cl^- 减少；若细胞外液容量明显减少，可出现血压下降、休克甚至肾衰竭等。防治原则包括防治原发病，先盐后糖。

（二）钾代谢紊乱

包括低钾血症和高钾血症。

低钾血症是指血浆钾浓度低于 3.5 mmol/L，其原因包括钾摄入不足、钾丢失过多（包括经胃肠道、肾脏和皮肤失钾）和钾进入细胞内过多，其中大量消化液丢失是低钾血症最常见的原因。低钾血症对机体的影响主要包括对肌肉组织的影响（严重时可发生呼吸肌麻痹，是低钾血症患者的主要死亡原因）和对心脏的影响（可引起心肌兴奋性增高、自律性增高、传导性降低、收缩性增强，出现心律失常）。对低钾血症患者可适当补钾。首选口服，静脉滴注补钾应注意：浓度不宜过高，速度不宜过快，见尿补钾。

高钾血症是指血浆钾浓度高于 5.5 mmol/L，其原因包括钾摄入过多、肾排钾减少和细胞内钾转移到细胞外，其中肾排钾减少是引起高钾血症的主要原因。高钾血症对机体的影响主要包括对肌肉组织的影响（严重时可引起弛缓性麻痹）和对心脏的影响（严重时可出现心室纤颤和心脏停搏，是高钾血症患者的主要死亡原因）。

（三）水肿

过多的液体在组织间隙或体腔中积聚的病理过程称为水肿。其发生机制包括：①血管内外液体交换失衡——组织液生成增多，包括毛细血管流体静压增高、血浆胶体渗透压降低、微血管壁通透性增加和淋巴回流受阻；②体内外液体交换失衡——钠水潴留，包括肾小球滤过率下降、肾血流重分布、近曲小管重吸收钠水增多和远曲小管、集合管重吸收钠水增加。

常见的水肿类型有：①心性水肿：指右心衰竭引起的全身性水肿，最早出现于身体的下垂部位，在立、坐位时，以内踝和胫前部为重，卧床日久则以骶部最显著。发生机制包括钠水潴留、毛细血管血压增高、血浆胶体渗透压下降和淋巴回流受阻。②肺水肿，是指肺间质（血管外组织间隙）中有过量液体积聚和/或溢入肺泡腔的病理现象，其发生机制包括肺毛细血管流体静压增高、毛细血管和/或肺泡上皮通透性增高、血浆胶体渗透压降低和肺淋巴回流受阻。③脑水肿是指脑组织的液体含量增多引起的脑容积和重量增加，其发生机制为：a.血管源性脑水肿的发生与微血管壁的通透性增高有关；b.细胞中毒性脑水肿的特点是脑细胞肿胀而微血管壁通透性不增高；c.间质性脑水肿水肿液主要来自脑脊液，因脑室管膜通透性增高所致。

二、酸碱平衡紊乱

正常机体可调节酸碱物质的含量及比例，使血液 pH 维持在 7.35~7.45，称为酸碱平衡。病理情况下，机体内产生酸碱性物质过多或过少，或机体内的酸碱平衡调节机制受损，导致体液酸碱稳态破坏，即称之为酸碱平衡紊乱。

酸碱平衡的调节包括：①血液缓冲系统的调节，主要有四对缓冲对，即 $NaHCO_3/H_2CO_3$，Na_2HPO_4/NaH_2PO_4，$NaPr/HPr$，KHb/HHb，其中以 $NaHCO_3$ 和 H_2CO_3 组成的缓冲对最为重要，其特点是含量最高、作用最强大和开放性缓冲；②组织细胞的调节作用；③肺的调节作用；④肾脏的调节作用。

反映血液酸碱平衡状态的常用指标有：①pH。②二氧化碳分压（PCO_2），指溶解在血浆中的 CO_2 分子所产生的压力，是反映呼吸因素的重要指标。③标准碳酸氢盐（SB）与实际碳酸氢盐（AB），SB 指血液标本在标准条件下，即 38℃、血红蛋白完全氧合、$PaCO_2$ 为 40 mmHg 的气体平衡后测得的血浆 HCO_3^- 浓度，是反映代谢性因素的指标；AB 指隔绝空气的血液标本，在实际 $PaCO_2$ 和血氧饱和度的条件下测得的血浆 HCO_3^- 浓度，受代谢和呼吸两方面因素的影响。④缓冲碱（BB），指血液中一切具有缓冲作用的碱性物质的总和，也即血液中具有缓冲作用的负离子的总量，是反映代谢性因素的指标。⑤碱剩余（BE），指在标准条件下，即 38℃、$PaCO_2$ 为 40 mmHg、血红蛋白完全氧合的情况下，用酸或碱将 1 升全血或血浆滴定到 pH 7.40 时所用酸或碱的毫摩尔数。是反映代谢因素的指标。⑥阴离子间隙（AG），指血浆中未测定的阴离子（UA）减去未测定的阳离子（UC）的差值，即 $AG = UA - UC$，一般而言，AG 增大提示代谢性酸中毒。

单纯性酸碱平衡紊乱根据其原发改变分为四种类型：代谢性酸中毒、呼吸性酸中毒、代谢性碱中毒和呼吸性碱中毒。

代谢性酸中毒以血浆 HCO_3^- 浓度原发性减少为特征，是临床上最常见的一种酸碱平衡紊乱类型。其原因包括：①AG 增大型代谢性酸中毒：a. 乳酸性酸中毒；b. 酮症酸中毒；c. 肾排酸功能障碍；d. 水杨酸中毒；②AG 正常型代谢性酸中毒：a. 大量丧失碱性消化液；b. 轻度或中度肾衰竭；c. 肾小管性酸中毒；d. 碳酸酐酶抑制剂的应用；e. 酸或酸性药物摄入过多等。血气变化特点为 pH 降低，AB、SB、BB 值均降低，AB < BB，BE 负值增大，$PaCO_2$ 代偿性降低。对机体的影响包括：①中枢神经系统功能障碍，患者常有乏力、疲倦、肌肉软弱、感觉迟钝、反应缓慢等中枢神经系统功能抑制的表现，严重者可出现嗜睡和昏迷；②心血管系统功能障碍，严重者可引起心律失常、心肌收缩力减弱及心血管系统对儿茶酚胺的反应性降低，使血压下降，甚至发生休克。防治原则包括防治原发疾病，纠正水、电解质代谢紊乱，补充碱性药物。

呼吸性酸中毒是指以血浆 H_2CO_3 浓度原发性增高为特征的酸碱平衡紊乱。其基本机制是 CO_2 排出障碍。常见原因有呼吸中枢抑制、呼吸肌麻痹、呼吸道阻塞、严重的喉头水肿、溺水及气管内异物、胸廓及胸腔疾患、广泛的肺组织病变和 CO_2 吸入过多等。血气变化特点为 pH 降低，AB、SB、BB 值均升高，AB > BB，BE 正值增大，$PaCO_2$ 原发性升高。对机体的影响包括：①中枢神经系统功能障碍，典型表现是肺性脑病；②心血管系统功能障碍，与代谢性酸中毒相似。防治原则包括防治原发疾病，改善肺泡通气功能，合理应用碱性药物。

代谢性碱中毒是指以血浆 HCO_3^- 浓度原发性增高为特征的酸碱平衡紊乱。其原因有：①氯化物反应性碱中毒：常见于酸性胃液丧失过多或低氯性碱中毒；②氯化物抵抗性碱中毒：多见于肾上腺皮质激素分泌过多、缺钾及碱性物质摄入过多等。血气变化特点为 pH 升高，AB、SB、BB 均升高，AB > SB，BE 正值加大，$PaCO_2$ 继发性增高。对机体的影响包括：①中枢神经系统功能紊乱，严重者可有烦躁不安、精神错乱、谵妄等症状；②对神经肌肉的影响，最常见的症状是手足抽搐、面部和肢体肌肉抽动，严重者可有癫痫样发作；③低钾血症。防治原则包括防治原发病和合理纠正碱中毒。

呼吸性碱中毒以血浆 H_2CO_3 浓度原发性降低为特征。过度通气为其基本机制，常见原因有精神性过度通气、乏氧性缺氧、机体代谢亢进、人工呼吸过度、其他某些药物（如水杨酸）和疾病（如颅脑疾患、严重肝脏病）等。血气变化特点为 pH 升高，AB、SB、BB 均降低，AB < SB，BE 负值加大，$PaCO_2$ 继发性降低（急性呼吸性碱中毒时，SB、BB 和 BE 均无明显改变，AB < SB）。对机体的影响包括：①中枢神经系统功能障碍，患者常有头痛、头晕、易激动等症状，严重者甚至意识不清；②神经肌肉应激性增高，患者多有四肢和面部肌肉抽动、手足抽搐、气促、感觉异常等表现，严重者可发生惊厥。防治原则包括防治原发疾病，吸入含 CO_2 的气体及对症处理。

三、缺氧

缺氧是指由于组织氧的供应减少或对氧的利用障碍导致机体的功能代谢和形态结构发生异常的病理过程。常用的血氧指标有：①血氧分压（PO_2），指溶解于血液的氧分子所产生的张力，正常时 PaO_2 约为 100 mmHg，PvO_2 约为 40 mmHg。②血氧容量（CO_2max），指在氧分压为 100 mmHg，温度为 38℃时，100 mL 血液中的血红蛋白所能结合氧的最大量，取决于血液中血红蛋白的质和量，正常约为 20 mL/dL。③血氧含量（CO_2），指 100 mL 血液中的实际含氧量，取决于氧分压和氧容量，正常 CaO_2 约为 19 mL/dL，CvO_2 约为 14 mL/dL。④动-静脉氧含量差（$CaO_2 - CvO_2$），约为 5 mL/dL。⑤血氧饱和度（SO_2），指 Hb 的氧饱和程度，正常 SaO_2 约为 95%，SvO_2 约为 75%，其大小主要取决于 PO_2。两者之间的关系可用氧离曲线来表示。

根据缺氧的原因和血氧变化的特点，一般可分为乏氧性缺氧、血液性缺氧、循环性缺氧和组织性缺氧四种类型。

乏氧性缺氧，主要表现为 PaO_2 降低，CO_2 减少，组织供氧不足，又称低张性缺氧，其原因包括吸入气氧分压过低、外呼吸功能障碍或静脉血分流入动脉。血氧变化的特点为 PaO_2、CaO_2 及 SaO_2 均降低，$CaO_2 - CvO_2$ 接近正常或减小。患者可出现发绀。

血液性缺氧是指由于血红蛋白数量减少或性质改变，使血液携氧能力降低所引起的缺氧。其原因包括贫血、亚硝酸盐等所致高铁血红蛋白血症、一氧化碳中毒、血红蛋白与氧的亲和力异常增高等。血氧变化的特点为 CaO_2 降低，PaO_2 和 SaO_2 正常，$CaO_2 - CvO_2$ 含量差减小。贫血患者皮肤黏膜呈苍白色；CO 中毒患者皮肤黏膜呈樱桃红色；高铁血红蛋白血症患者，皮肤黏膜呈棕褐色（咖啡色）或类似发绀的颜色。

循环性缺氧是指由于血液循环障碍，使组织器官血液灌注量减少而引起的缺氧，又称低动力性缺氧。其原因包括全身或局部性血液循环障碍。血氧变化的特点为 PaO_2、CaO_2 和 SaO_2 均正常，$CaO_2 - CvO_2$ 增大。

组织性缺氧是指因组织、细胞利用氧的能力减弱而引起的缺氧。其原因包括细胞中毒、呼吸酶合成减少和线粒体损伤等。血氧变化的特点为 PaO_2、CaO_2 和 SaO_2 均正常，$CaO_2 - CvO_2$ 减小。

缺氧时机体的机能与代谢变化为：①呼吸系统的变化，急性缺氧时代偿性表现为呼吸加深加快，严重者可出现急性肺水肿，甚至直接抑制呼吸中枢，出现呼吸衰竭而死亡。②循环系统的变化，急性轻度或中度缺氧时，可出现心输出量增加，血液重分配，肺血管收缩及毛细血管增生等一系列代偿性反应，严重缺氧时则心功能降低，回心血量减少。③血液系统的变化，主要表现为红细胞增多、骨髓造血增强和血红蛋白氧解离曲线右移。④中枢神经系统的变化，急性缺氧可引起情绪激动、头痛、乏力、思维能力、记忆力及判断力下降，严重者可出现烦躁不安、惊厥、昏迷等；慢性缺氧时，可表现为精力不集中，易疲劳，嗜睡、轻度精神抑郁等。⑤组织、细胞的变化：可出现无氧酵解增强、肌红蛋白增多、线粒体数量增多等代偿性变化，也可发生细胞水肿、自溶等损伤性变化。

治疗原则包括针对病因治疗和氧疗。氧疗时要注意控制吸氧的浓度和时间，防止氧中毒。对因肺通气功能和/或换气功能障碍等引起的低张性缺氧，氧疗是非常有效的。吸入纯氧特别是高压氧可使血氧分压增高，促使碳氧血红蛋白解离，因而对 CO 中毒性缺氧的治疗效果较好。

四、发热

发热是指机体在致热原作用下，体温调节中枢的调定点上移而引起的调节性体温升高，并超过正常值的 0.5℃。注意与生理性体温升高和过热相区别。

具有致热性或含有致热成分的物质称为致热原。根据其来源，可分为外源性致热原和内生致热原。能够激活产生内生致热原的细胞并使其产生和释放内生致热原的物质称为发热激活物。发热激活物包括体外产物（如细菌、病毒、螺旋体和真菌等病原微生物）和体内产物（如抗原－抗体复合物、类固醇、硅酸盐结晶和尿酸盐结晶等）。内生致热原（EP）是指产内生致热原细胞在发热激活物的作用下，产生和释放的可引起体温升高的物质，主要包括 IL－1、肿瘤坏死因子（TNF）、干扰素（IFN）、IL－6 和巨噬细胞炎症蛋白－1（MIP－1）等。EP 通过作用于视前区－下丘脑前部（POAH），使体温调节中枢调定点上移而引起发热。

多数发热的临床经过大致可分为三个时相：①体温上升期，此期患者的主要临床表现是畏寒、皮肤苍白，严重者可出现"鸡皮"和寒战。机体热代谢特点是散热减少，产热增多，产热大于散热，体温因而上升。②高峰期或稽留期，此期患者自觉酷热，皮肤发红、干燥。本期热代谢特点是体温与上升的调定点水平相适应，产热和散热在较高水平上保持相对平衡。③体温下降期或退热期，可出现皮肤血管舒张和大量出汗，因而又称出汗期。本期热代谢特点是散热多于产热，故体温下降，直至与回降的调定点相适应。

发热时，物质代谢加快，心率加快，呼吸加深加快，食欲低下，恶心、呕吐，便秘、腹胀，中枢神经系统功能障碍（如头痛、烦躁、谵语和幻觉）等。小儿在高热时易出现全身或局部肌肉抽搐（热惊厥）。

发热的处理原则包括：①积极治疗原发病；②适时补充足够的营养物质、维生素和水；③对高热、心脏病和妊娠患者必须及时解热；④解热措施有药物退热和物理降温两类。

五、弥散性血管内凝血（DIC）

DIC 是指在某些病因作用下，以血管内广泛形成微血栓，继而出现止血、凝血功能障碍为主要特征的一种病理生理过程。临床上常出现出血、溶血性贫血、休克及器官功能障碍等一系列表现。DIC 的常见原因有各种器官的外科大手术、产科意外、感染性疾病、恶性肿瘤、创伤及免疫性溶血等。因上述原因引起血管内皮细胞损伤或组织损伤后启动内、外源性凝血途径，血细胞大量破坏，血小板激活及其他促凝物质入血等均可促进凝血过程，引起 DIC。诱发因素包括单核吞噬细胞的功能受损、肝功能严重障碍、血液高凝状态、微循环障碍及纤溶系统功能降低等。

DIC 可分为高凝期、消耗性低凝期及继发性纤溶亢进期三期；按速度可分为急性 DIC、亚急性 DIC 及慢性 DIC，按代偿情况可分为失代偿型、代偿型和过度代偿型 DIC。

DIC 的防治原则包括防治原发病，在改善微循环基础上进行抗凝及补充支持治疗，注意保护和维持重要器官的功能。

六、休克

休克指由各种原因引起的急性微循环障碍，使组织血液灌流量严重不足，导致各重要器官及细胞的功能、代谢紊乱和结构损害的全身性病理过程。其始动环节包括血容量减少、血管床容量增加和心泵功能障碍。根据病因，休克可分为低血容量性休克、烧伤性休克、创伤性休克、感染性休克、心源性休克、过敏性休克及神经源性休克。

以常见的低血容量性休克为例，可将休克分为微循环缺血期、微循环淤血期和微循环衰竭期三期：①微循环缺血期（休克早期），由于交感－肾上腺髓质系统兴奋，儿茶酚胺释放增多，使微循环灌注量明显减少，出现少灌少流、灌少于流的状况。此期动脉血压并不降低，因为血液重新分配使心、脑血液供应得到保证，具有重要的代偿意义。临床表现为皮肤苍白、四肢湿冷、脉压小、脉搏细速、尿量减少、烦躁不安等。②微循环淤血期（休克期），因酸中毒导致平滑肌对儿茶酚胺的反应性降低，加之代谢性产物扩血管作用，引起微动脉和毛细血管前括约肌舒张，而微静脉仍持续收缩，微循环灌而少流，灌多于流，血液淤滞，使回心血量减少，心排血量下降。临床表现为血压下降，神志淡漠，少尿或无尿，皮肤因淤血而出现花斑、发绀等。③微循环衰竭期（休克晚期），由于缺氧和酸中毒的进一步加重，使微血管麻痹、扩张，微循环处于不灌不流的状态。易发生 DIC 或重要器官功能衰竭，甚至多系统器官功能衰竭。

休克时可出现能量代谢障碍和代谢性酸中毒。由于缺氧和酸中毒又可造成细胞损伤，甚至引起重要器官功能障碍，如急性肾衰竭（肾是休克时受影响最早的器官）、急性呼吸衰竭、急性心力衰竭、脑功能的障碍、肝脏及胃肠功能的障碍乃至多器官功能衰竭。休克肾、休克肺和多器官功能衰竭是休克致死的重要原因。

休克的防治原则包括治疗原发病，改善微循环，在补足血容量（"需多少，补多少"）的基础上合理应用血管活性药物及纠正酸中毒，防治细胞损伤和器官功能衰竭。

（黄　谦）

第十五节　重要器官功能衰竭

一、呼吸衰竭

呼吸衰竭是指呼吸功能障碍导致 PaO_2 低于 60 mmHg，伴有或不伴有 $PaCO_2$ 高于 50 mmHg，同时有呼吸困难表现者，称为呼吸衰竭。是呼吸功能不全的失代偿阶段。根据 $PaCO_2$ 是否升高，可将呼吸衰竭分为低氧血症型（Ⅰ型）和高碳酸血症型（Ⅱ型）。其病因包括：①肺的通气功能障碍，如呼吸中枢受损或抑制、胸廓和胸膜疾患、呼吸肌功能障碍及肺实变等引起的限制性通气不足；气管异物、声带麻痹、喉头水肿、肿瘤或慢性支气管炎、支气管哮喘和慢性阻塞性肺气肿等引起的阻塞性通气不足。②肺的换气功能障碍：肺泡通气与血流的比例失调、气体经肺泡－毛细血管膜弥散障碍以及肺内发生动静脉分流等都可导致肺换气功能障碍而引起呼吸衰竭。

呼吸衰竭患者可出现：①酸碱平衡失调及电解质紊乱。②呼吸系统的变化：呼吸频率、深度和节律发生改变，通常由浅快变为浅慢，并出现节律紊乱如潮式呼吸等。③循环系统的变化：早期轻度时心率加快、心收缩力加强，外周血管收缩，血压升高，心排血量增加；严重时心率减慢，心肌收缩力减弱，血压下降。④中枢神经系统症状：$PaCO_2$ 超过 80 mmHg 时可引起头晕、头痛、烦躁不安、言语不清、精神错乱、扑翼样震颤、嗜睡甚至昏迷等，临床上称"二氧化碳麻醉"。由呼吸衰竭引起的中枢神经功能障碍称为肺性脑病。⑤肾功能变化：轻者尿中出现红细胞、白细胞、蛋白及管型等，重者可出现少尿、氮质血症、代谢性酸中毒等急性肾衰竭表现。⑥胃肠功能变化：常出现胃肠黏膜糜烂、坏死、溃疡、消化道出血等。

呼吸衰竭的防治原则包括防治原发病和诱因，改善肺通气，合理给氧，维持内环境稳定，防治并发症。

二、心力衰竭

心力衰竭指在各种致病因素作用下，心脏收缩和（或）舒张功能障碍，导致心泵功能减弱，不能满足机体代谢需要的全身性病理过程，是心功能不全的失代偿阶段。常见病因有心肌损害、心脏负荷过度和心脏舒缩功能受限等。诱因包括感染、酸碱平衡及电解质紊乱、心律失常等。

心力衰竭的发病机制有：①心肌收缩性减弱：多见于心肌结构破坏、能量代谢障碍、兴奋－收缩偶联障碍等；②心室舒张功能障碍：主要与 Ca^{2+} 复位延缓、肌球－肌动蛋白复合体解离障碍、心室舒张势能减弱及其顺应性降低有关；③心室各部舒缩活动不协调。

心力衰竭的代偿包括：①心脏的代偿：心率加快、心肌收缩力增强、心输出量增加及心肌肥大。②心外的代偿：钠水潴留使血容量增加；交感神经兴奋使血流重分配；缺氧刺激使红细胞增多；组织细胞利用氧的能力增强。

心力衰竭时机体的功能、代谢变化包括：①心血管系统：a. 心力储备降低；b. 心排出量减少；c.射血分数降低；d.心指数降低；e.肺动脉契压和中心静脉压增高；f.血压下降。②呼吸系统：呼吸功能改变常见于左心衰竭，主要表现为呼吸困难，严重时出现肺水肿。其形式主要有：劳力性呼吸困难（最早）、端坐呼吸、夜间阵发性呼吸困难。③内环境的改变：表现为心性水肿、低钠血症、低钾血症、低镁血症及代谢性酸中毒等。④其他：体循环淤血可引起胃肠、肝功能障碍；肾血流量减少导致尿量减少；脑血流量减少导致中枢神经系统功能紊乱，患者容易疲劳，可出现头痛、失眠、眩晕等，严重者发生嗜睡，甚至昏迷。

心力衰竭的防治原则包括积极治疗原发病，消除诱因，改善心肌的舒缩功能，减轻心脏负荷。

三、肝性脑病

肝性脑病是继发于急、慢性肝衰竭的一种神经精神综合征。早期表现为人格改变、智力减退、意识障碍等，晚期可发生肝性脑病，甚至死亡。常由严重肝脏疾患引起，也可见于严重胆管疾病及门 - 体静脉分流术后。其诱因包括消化道出血、电解质和酸碱平衡紊乱、感染、氮质血症、镇静麻醉药使用不当、放腹水过快、便秘、乙醇中毒等。

肝性脑病的发病机制主要包括以下内容：①氨中毒学说，血氨升高后可干扰脑的能量代谢、干扰神经细胞膜的离子转运和干扰脑内神经递质间的平衡等促使肝性脑病的发生。血氨升高的原因有：a.内外源性产氨增加使氨的生成增多和氨吸收增加；b.肝脏清除氨的作用减弱、肾脏排氨减少致氨的清除不足。②假神经递质学说，当肝功能障碍或有门 - 体静脉侧支循环时，蛋白质分解形成的胺类绕过肝脏经体循环直接进入脑组织，形成假性神经递质苯乙醇胺和羟苯乙醇胺，竞争性取代正常神经递质，从而造成网状上行激动系统功能失常，中枢神经功能抑制，严重时发生昏迷。③血浆氨基酸失衡学说，是假性神经递质学说的补充和发展。肝功能障碍时，血浆中芳香族氨基酸增多、与支链氨基酸竞争，转运至脑组织内，促使假性神经递质羟苯乙醇胺合成增多，而兴奋性神经介质多巴胺、去甲肾上腺素含量下降，从而干扰脑的正常神经生理活动。④γ - 氨基丁酸学说，肝功能严重障碍时，血中γ - 氨基丁酸含量增多，且血 - 脑屏障对其通透性增高，中枢神经系统神经元突触后膜γ - 氨基丁酸受体密度增加，活性增强，与进入脑内的大量γ - 氨基丁酸结合发挥抑制作用，引起意识障碍甚至昏迷。⑤氨的综合学说，主要包括：a.高血氨刺激胰高血糖素分泌，继而胰岛素分泌增多，使血中芳香族氨基酸增多从而导致氨基酸失衡；b.高血氨在脑内与谷氨酸生成谷氨酰胺，进一步再合成假神经递质，同时抑制正常递质合成；c.高血氨对γ - 氨基丁酸转氨酶有抑制作用，使γ - 氨基丁酸大量储蓄于脑内而致病。

肝性脑病的防治原则包括积极治疗各种肝脏原发病，消除诱因，降低血氨，促进神经传导功能恢复，纠正血浆氨基酸失衡。

四、肾衰竭

肾衰竭是指由于各种病因引起肾脏泌尿功能严重障碍，多种代谢产物在体内蓄积，导致水、电解质和酸碱平衡紊乱，以及肾脏内分泌功能障碍的病理过程。根据发病急缓和病程长短可分为急性肾衰竭和慢性肾衰竭，二者发展到严重阶段均会出现尿毒症。

（一）急性肾衰竭

急性肾衰竭的病因包括肾前性因素（常见于大失血、重度脱水、创伤、烧伤、严重感染、各类感染、急性心力衰竭等)、肾性因素(常见于急性肾小管坏死、肾小管阻塞及急性肾实质病变等)和肾后性因素(常见于双侧输尿管结石、盆腔肿瘤、前列腺增生等)。

急性肾衰竭的发病机制有肾血流灌注减少(主要与肾灌注压下降、肾血管收缩及血液流变学改变有关)、肾小管阻塞和肾小管原尿反流。

少尿型急性肾衰竭可分为少尿期、多尿期和恢复期三个阶段。具体表现为:①少尿期,是病情最危重的阶段,患者尿量迅速减少,尿中可见红细胞、白细胞、蛋白质等;出现不同程度氮质血症,严重者可出现尿毒症;代谢性酸中毒、水中毒及及高钾血症也常见。高钾血症是少尿期患者最危险的并发症,是其最常见死亡原因。少尿期持续时间愈长,预后愈差。②多尿期,尿量逐渐增多,是肾功能恢复的表现。主要与以下因素有关:a.肾血流量和肾小球滤过功能逐渐恢复正常;b.新生的肾小管上皮细胞功能尚不成熟;c.蓄积的尿素等代谢产物经肾小球滤出引起渗透性利尿;d.肾间质水肿消退,肾小管阻塞解除。此期肾小管浓缩功能尚未完全恢复,水、电解质大量排出,仍易发生脱水和低钠、低钾血症。③恢复期,尿量及尿液成分逐渐恢复正常,血中非蛋白氮含量下降,水、电解质和酸碱平衡紊乱得到纠正。但肾小管浓缩功能需要数月甚至更长时间才能完全恢复。少数患者可转变为慢性肾衰竭。

非少尿型急性肾衰竭的临床表现较轻,病程较短,并发症少,预后较好。主要特点有:①尿量不减少;②有氮质血症;③尿比重低而固定、尿钠含量亦低。

急性肾衰竭的防治原则有:①积极治疗原发疾病;②早期应对症治疗,补充血容量(量出为入)、防止水中毒、防治高钾血症、纠正代谢性酸中毒、控制氮质血症、防止感染及合理营养等;③晚期可使用透析疗法。

(二)慢性肾衰竭

慢性肾衰竭病因有肾脏疾患、肾血管疾病、尿路慢性阻塞及肾外伤、药物性肾损害等。其发病主要与健存肾单位日益减少、矫枉失衡、肾小球过度滤过及肾小管–肾间质损害等密切相关。

慢性肾衰竭时机体的功能、代谢变化包括:①泌尿功能障碍:表现为多尿、夜尿、等渗尿,尿中可见蛋白、红细胞、白细胞等,晚期可出现少尿;②内环境紊乱:表现为氮质血症,代谢性酸中毒,水、电解质代谢紊乱(水、钠、钾代谢紊乱,高磷低钙血症等)等;③肾性高血压:主要与钠水潴留、肾素分泌增多及肾脏降压物质生成减少有关;④肾性贫血:机制为血小板功能障碍引起出血,促红细胞生成素生成减少,骨髓造血功能抑制,红细胞寿命缩短等;⑤出血倾向:主要与血小板功能异常有关;⑥肾性营养不良:机制为高磷低钙血症与继发性甲状旁腺功能亢进,维生素 D_3 活化障碍,酸中毒、铝代谢异常等。

(三)尿毒症

尿毒症是急、性肾衰竭发展的最严重和最后阶段,机体除水、电解质和酸碱平衡紊乱及肾脏内分泌功能失调外,还因代谢产物和毒性物质大量蓄积而引起一系列全身性自体中毒症状。

尿毒症时机体的功能、代谢变化包括:①神经系统:尿毒症性脑病主要表现为头昏、头痛、烦躁不安、理解力和记忆力减退等,严重时出现神经抑郁、嗜睡甚至昏迷;周围神经病变主要表现为下肢疼痛、无力及运动障碍。②消化系统:症状出现最早且最为突出,表现为厌食、恶心、呕吐、腹泻及消化道出血等。③呼吸系统:酸中毒时呼吸加深加快,严重时可出现 Kussmaul 呼吸；呼出气可有氨臭味；可发生肺水肿，表现为呼吸困难、咳粉红色泡沫痰等。④心血管系统：主要表现为充血性心力衰竭和心律紊乱，晚期可出现尿毒症性心包炎。⑤内分泌系统：因肾脏内分泌障碍可导致肾性贫血，肾性高血压和肾性骨病等；垂体－性腺功能失调时，男性可出现阳痿、性欲减退、精子生成减少或活力下降等表现，女性可出现月经不规则或闭经，受孕后易流产等。⑥皮肤：面色苍白或呈黄褐色，皮肤上可见尿素霜，常见皮肤瘙痒。⑦免疫系统：免疫功能低下，常有严重感染，是患者死亡主要原因之一。⑧代谢障碍：糖、脂肪、蛋白质三大物质代谢异常。

慢性肾衰竭和尿毒症的防治原则包括积极治疗原发病，避免和消除增加肾负荷的因素，必要时进行透析疗法和肾移植。

（黄　谦）

第四章 达标测试

第一节 绪 论

一、选择题(请从 A、B、C、D、E 五个备选答案中选择一个最佳答案)

1.病理学最主要的研究方法是( )

A.活检 　　　　B.尸检 　　　　C.细胞学检查 　　　　D.动物实验

E.组织细胞培养

2.临床最为常用的病理学检查方法是( )

A.活检 　　　　B.尸检 　　　　C.细胞学检查 　　　　D.动物实验

E.组织细胞培养

3.为了查明某猝死患者的死亡原因,宜进行下列哪种检查方法?( )

A.活检 　　　　B.尸检 　　　　C.体格检查 　　　　D.X 线检查

E.细胞学检查

4.某女,左乳腺发现一蚕豆大质硬肿块,你认为确诊的方法是( )

A.活检 　　　　B.细胞学检查 　　　　C.钼靶 X 线 　　　　D.乳腺彩超

E.CT 检查

5.某可疑肺癌患者,首选病理学诊断方法是( )

A.痰脱落细胞学检查 　B.螺旋 CT 　　　　C.核磁共振 　　　　D.粗针穿刺活检

E.组织培养

6.40 岁,阴道不规则流血 3 个月,临床诊断为子宫颈癌,首选病理学检查方法为( )

A.宫颈脱落细胞学检查 　B.宫颈锥切 　　　　C.阴道镜检查 　　　　D.宫颈管刮术

E.细胞培养

7.为了显示细胞内脂滴,可选择下列哪种染色方法?( )

A.HE 染色 　　　　B.镀银染色 　　　　C.PAS 染色 　　　　D.苏丹Ⅲ染色

E.革兰染色

8.PAS 染色是为了显示细胞内的哪种物质?( )

A.脂滴 　　　　B.蛋白质 　　　　C.核酸 　　　　D.糖原

E.钙

9. 病理切片最常用的染色方法是(　　　)

A. HE 染色　　　　　　B. 镀银染色　　　　　C. PAS 染色　　　　　D. 苏丹Ⅲ染色

E. 革兰染色

10. 通过钳取、搔刮、局部切取和摘除等方法从患者病变处获取病变组织进行诊断，称为(　　　)

A. 活检　　　　　　　　B. 尸检　　　　　　　C. 细胞学检查　　　　D. 动物实验

E. 组织细胞培养

二、填空题

1. 组织切片最常用的染色方法是＿＿＿＿＿＿＿。

2. 人体病理学的诊断和研究方法包括＿＿＿＿、＿＿＿＿和＿＿＿＿。

3. 病理学最传统最有效的研究方法是＿＿＿＿＿＿，临床最常用的病理学诊断方法是＿＿＿＿＿＿。

（吴新刚）

第二节　疾病概论

一、选择题（请从 A、B、C、D、E 五个备选答案中选择一个最佳答案）

1. 从病原体侵入人体至开始出现临床表现，称为(　　　)

A. 潜伏期　　　　　　　B. 前驱期　　　　　　C. 症状明显期　　　　D. 转归期

E. 恢复期

2. 最常见的致病因素是(　　　)

A. 生物性因素　　　　　B. 理化因素　　　　　C. 营养性因素　　　　D. 遗传性因素

E. 先天性因素

3. 下列与遗传因素无关的是(　　　)

A. 染色体畸变　　　　　　　　B. 基因突变　　　　　　　　C. 胎儿宫内感染

D. 染色体结构改变　　　　　　E. 染色体数量改变

4. 从疾病出现最初症状到出现典型症状前的时期，称为(　　　)

A. 潜伏期　　　　　　　B. 前驱期　　　　　　C. 症状明显期　　　　D. 转归期

E. 濒死期

5. 疾病的发展过程不包括(　　　)

A. 潜伏期　　　　　　　B. 前驱期　　　　　　C. 症状明显期　　　　D. 转归期

E. 濒死期

6. 近年来认为死亡的标志是(　　　)

A. 生物学死亡　　　　　B. 心跳呼吸停止　　　C. 瞳孔散大　　　　　D. 脑死亡

E. 细胞死亡

7. 下列哪项不是脑死亡的判定标准(　　)

A. 自主呼吸停止　　　　　　B. 心跳停止　　　　　C. 颅神经反射消失

D. 瞳孔散大或固定　　　　　E. 脑电波消失

8. 有关健康的说法，正确的是(　　)

A. 不生病就是健康　　　B. 健康是指体格健壮　　　C. 健康是精神上的完全良好状态

D. 健康是指社会适应能力的完全良好状态

E. 健康不仅是没有疾病或病痛，而且是一种躯体上、精神上、社会上的完全良好状态

9. 不属于生物性致病因素的是(　　)

A. 细菌　　　　　　　B. 病毒　　　　　　C. 真菌　　　　　　D. 支原体

E. 放射线

10. 病因学研究的内容是(　　)

A. 疾病发生的原因与条件　　　B. 疾病的过程　　　C. 疾病时自稳调节紊乱的规律

D. 因果转化规律　　　　　　　E. 疾病转归的规律

11. 死亡的概念是指(　　)

A. 呼吸、心跳停止，各种反射消失　　　　B. 各组织器官的生命活动终止

C. 机体作为一个整体的功能的永久性停止

D. 脑干以上中枢神经系统处于深度抑制状态

E. 重要生命器官发生不可逆性损伤

12. 损害胎儿生长发育的因素属于(　　)

A. 生物性因素　　　　　B. 理化因素　　　　　C. 先天性因素　　　　D. 遗传因素

E. 免疫因素

二、填空题

1. 疾病的共同规律有_____、_____、_____和_____。

2. 疾病的过程一般可分为四期，即_____、_____、_____和_____。

3. 死亡一般要经历三个阶段，即_____、_____和_____。

三、名词解释

1. 病因

2. 健康

3. 疾病

四、问答题

简述脑死亡的概念、判定标准和意义。

（吴新刚）

第三节 组织和细胞的适应、损伤和修复

一、选择题（请从 A、B、C、D、E 五个备选答案中选择一个最佳答案）

1. 当尿路阻塞时，尿液在肾盂中潴留，引起肾体积增大，肾实质变薄，称为（   ）

A. 萎缩　　　　　　　B. 肥大　　　　　　　C. 增生　　　　　　　D. 化生

E. 变性

2. 脂肪变性是指（   ）

A. 脂肪细胞内出现脂滴　　　　B. 组织内出现了脂滴　　　　C. 脂肪组织中脂滴增多

D. 正常不见或仅见少量脂滴的细胞质内出现脂肪或脂滴增多

E. 餐后肝细胞内脂滴增多

3. 下述细胞再生能力最强的是（   ）

A. 神经细胞　　　　　　B. 平滑肌细胞　　　　C. 骨骼肌细胞　　　　D. 心肌细胞

E. 上皮细胞

4. 以下哪种坏死是结核病特征性病变（   ）

A. 凝固性坏死　　　　　B. 液化性坏死　　　　C. 脂肪坏死　　　　　D. 干酪样坏死

E. 坏疽

5. 肉芽组织的成分不包括（   ）

A. 毛细血管　　　　　　B. 成纤维细胞　　　　C. 巨噬细胞　　　　　D. 中性粒细胞

E. 神经纤维

6. 中枢神经系统的坏死常为（   ）

A. 脂肪坏死　　　　　　B. 坏疽　　　　　　　C. 干酪样坏死　　　　D. 液化性坏死

E. 凝固性坏死

7. 对肉芽组织的描述哪项错误（   ）

A. 鲜红湿润　　　　　　B. 容易出血　　　　　C. 痛觉敏感　　　　　D. 表面呈颗粒状

E. 伴炎细胞浸润

8. 下列哪项不属于化生（   ）

A. 假复层柱状上皮变为复层鳞状上皮　　　　B. 胃黏膜上皮变为肠型上皮

C. 肉芽组织变为瘢痕组织　　　　　　　　　D. 纤维组织变为骨组织

E. 单层柱状上皮变为复层鳞状上皮

9. 细胞内或间质中出现异常物质或正常物质堆积，称为（   ）

A. 变性　　　　　　　　B. 坏死　　　　　　　C. 代偿　　　　　　　D. 适应

E. 凋亡

10. 最常见的轻度变性是（   ）

A. 细胞水肿　　　　　　B. 脂肪变性　　　　　C. 玻璃样变性　　　　D. 病理性钙化

E. 病理性色素沉积

11. 局部组织细胞代谢停止、功能丧失是(　　　)

A. 变性　　　　　　　B. 变质　　　　　　C. 坏死　　　　　　　D. 死亡

E. 凋亡

12. 最严重的组织损伤是(　　　)

A. 水变性　　　　　　B. 脂肪变性　　　　C. 玻璃样变性　　　　D. 坏死

E. 病理性色素沉积

13. 血管壁玻璃样变性常发生于(　　　)

A. 细静脉　　　　　　B. 细小动脉　　　　C. 小静脉　　　　　　D. 大中动脉

E. 中动脉

14. 血管壁玻璃样变性常见于(　　　)

A. 风湿病　　　　　　B. 冠心病　　　　　C. 溃疡病　　　　　　D. 高血压病

E. 肝硬化

15. 细胞核碎裂或溶解，提示该细胞发生了(　　　)

A. 变性　　　　　　　B. 坏死　　　　　　C. 萎缩　　　　　　　D. 癌变

E. 变质

16. 坏死与坏疽的主要区别是(　　　)

A. 病变部位不同　　　B. 病变范围不同　　　C. 病变性质不同

D. 有无腐败菌感染　　E. 以上都不是

17. 干性坏疽多发生于(　　　)

A. 四肢末端　　　　　B. 肺　　　　　　　C. 肾　　　　　　　　D. 脾

E. 子宫

18. 湿性坏疽多发生于(　　　)

A. 皮肤　　　　　　　B. 四肢末端　　　　C. 与外界相通的内脏

D. 头面部　　　　　　E. 脾

19. 下列无再生能力的是(　　　)

A. 神经纤维　　　　　B. 神经细胞　　　　C. 平滑肌细胞　　　　D. 原始间叶细胞

E. 白细胞

20. 完全再生是指(　　　)

A. 同种细胞的修复　　B. 邻近细胞的修复　　C. 纤维性修复　　　　D. 手术修复

E. 梗死心肌的修复

21. 下列哪项是纤维性修复(　　　)

A. 毛细血管再生　　　B. 纤维组织再生　　C. 上皮组织再生　　　D. 肉芽组织再生

E. 血细胞再生

22. 坏死组织逐渐被肉芽组织取代的过程称为(　　　)

A. 纤维化　　　　　　B. 机化　　　　　　C. 钙化　　　　　　　D. 分化

E. 老化

23. 肉芽组织填补创口后将转变为(　　　)

A. 上皮组织　　　　　B. 瘢痕组织　　　　C. 脂肪组织　　　　　D. 肌肉组织

E. 骨组织

24. 胃黏膜肠上皮化生属于( )

A. 适应 B. 损伤 C. 修复 D. 异常增生

E. 变性

25. 下列哪种器官最易发生脂肪变性( )

A. 心 B. 肺 C. 肝 D. 脾

E. 肾

26. 引起虎斑心的病变,属于( )

A. 水变性 B. 脂肪变性 C. 黏液变性 D. 玻璃变性

E. 坏死

27. 关于干性坏疽的叙述正确的是( )

A. 发生机制为动脉闭塞而静脉回流受阻 B. 腐败菌感染一般较重

C. 全身中毒症状重 D. 坏死区与周围组织没有界线

E. 多见于四肢末端

28. 湿性坏疽的叙述,不正确的是( )

A. 常见于肺、肠和子宫等内脏器官 B. 坏死组织与周围组织分界不清

C. 由于动脉阻塞,静脉通畅引起 D. 坏死组织内有大量腐败菌繁殖

E. 全身中毒症状重

29. 引起气性坏疽的常见原因是( )

A. 空气进入肌肉并且细菌感染 B. 真菌感染 C. 伤口合并腐败菌感染

D. 由于产气荚膜梭菌等厌氧菌感染 E. 干性坏疽伴有感染

30. 下列属于永久性细胞的是( )

A. 间皮细胞 B. 表皮细胞 C. 神经细胞

D. 呼吸及消化道黏膜上皮细胞 E. 淋巴造血细胞

31. 有关一期愈合的叙述,正确的是( )

A. 创面大、边缘不齐 B. 需多量肉芽组织填平伤口

C. 创面不洁易感染,炎症反应明显 D. 见于手术即时缝合的切口

E. 愈合时间长,形成较大瘢痕

32. 男,14 岁,食欲差,厌油,肝大,肝区疼痛,临床诊断急性普通型肝炎,此时患者肝出现的病变为( )

A. 肝细胞气球样变 B. 肝脂肪变性 C. 肝细胞玻璃样变

D. 脂褐素沉积 E. 含铁血黄素沉积

33. 男,60 岁,诊断动脉粥样硬化症 15 年,曾出现跛行,左下肢第一足趾逐渐变黑而疼痛,此足趾病变可能为( )

A. 纤维素样坏死 B. 液化性坏死 C. 干性坏疽 D. 湿性坏疽

E. 气性坏疽

34. 男,50 岁,有 35 年吸烟史,近期出现咳嗽、咳痰、胸痛入院。痰涂片检查发现脱落的气管黏膜上皮中有鳞状上皮,但细胞无异型性,此为( )

A. 气管黏膜上皮鳞状化生 B. 痰中混有食管上皮

C. 痰中混有口腔上皮 D. 气管黏膜上皮不典型增生

E. 气管黏膜上皮间变

二、填空题

1. 适应可表现为多种形式，从形态学而言表现为_____、_____、_____和_____。

2. 肺鳞状细胞癌的病理学基础是_____。

3. 常见的变性类型包括_____、_____和_____。

4. 细胞水肿和脂肪变性的好发器官是_____、_____和_____。

5. 细胞坏死的主要形态学标志是_____的变化，表现为_____、_____和_____。

6. 坏死的类型包括_____、_____、_____和_____。

7. 坏疽的类型包括_____、_____和_____。

8. 坏死的结局包括_____、_____、_____和_____。

9. 永久性细胞包括_____、_____和_____。

10. 骨折的愈合过程包括_____、_____、_____和_____四个阶段。

11. 修复包括_____和_____两种形式。

三、名词解释

1. 萎缩
2. 化生
3. 变性
4. 脂肪变性
5. 玻璃样变性
6. 坏疽
7. 肉芽组织
8. 机化
9. 虎斑心

四、问答题

1. 简述肉芽组织的形态和功能。
2. 简述一期愈合与二期愈合的条件和特点。
3. 简述各型坏疽的发生条件和病变特点。
4. 简述影响创伤愈合的因素。

（吴新刚）

第四节　局部血液循环障碍

一、选择题（请从 A、B、C、D、E 五个备选答案中选择一个最佳答案）

1. 来自下肢深静脉内的栓子随血流运行后，常引起（　　　）

A. 脑动脉栓塞　　　　B. 肾动脉栓塞　　　　C. 肺动脉栓塞　　　　D. 脾动脉栓塞

E. 肝动脉栓塞

2. 白色血栓的主要成分是（　　　）

A. 血小板　　　　B. 红细胞　　　　C. 白细胞　　　　D. 纤维蛋白

E. 巨噬细胞

3. 易发生贫血性梗死的器官是（　　　）

A. 脾、心、肺　　　　B. 脾、心、肾　　　　C. 心、脑、肺　　　　D. 肾、心、肠

E. 肝、肾、肠

4. 深水潜水员出水过快时易发生（　　　）

A. 血栓栓塞　　　　B. 脂肪栓塞　　　　C. 气体栓塞　　　　D. 羊水栓塞

E. 瘤组织栓塞

5. 慢性减压病属于（　　　）

A. 空气栓塞　　　　B. 脂肪栓塞　　　　C. 氮气栓塞　　　　D. 羊水栓塞

E. 血栓栓塞

6. 最常发生出血性梗死的器官是（　　　）

A. 肺、肠　　　　B. 肺、脾　　　　C. 肠、肾　　　　D. 肺、肾

E. 肠、脾

7. 一成年患者因车祸致胫骨粉碎性骨折，整复时突然死亡，其原因可能是（　　　）

A. 伤口感染后引起脑膜脑炎　　　　　　B. 脂肪栓塞

C. 股静脉血栓形成　　　　　　　　　　D. 脑动脉粥样硬化

E. 气体栓塞

8. 左心衰竭，发生淤血的器官是（　　　）

A. 肝　　　　B. 肺　　　　C. 肾　　　　D. 脾

E. 肠

9. 门静脉血液回流受阻时，发生淤血的器官是（　　　）

A. 肾　　　　B. 肝　　　　C. 脾　　　　D. 肺

E. 下肢

10. 突然解除止血带时局部血管高度扩张充血称为（　　　）

A. 动脉性充血　　　　B. 静脉性充血　　　　C. 生理性充血　　　　D. 减压后充血

E. 炎性充血

11. 因静脉回流受阻，局部组织的小静脉及毛细血管内血液含量增多称为（　　　）

A.炎性充血　　　　　　B.生理性充血　　　　C.静脉性充血　　　　D.动脉性充血

E.减压性充血

12.左心衰竭引起慢性肺淤血时,肺泡腔内出现细胞浆内含有棕褐色颗粒的巨噬细胞,称为(　　　)

A.脂褐素细胞　　　　　B.肺上皮细胞　　　　C.心力衰竭细胞　　　D.异物巨细胞

E.朗罕斯巨细胞

13.血栓由肉芽组织逐渐取代的过程,称为(　　　)

A.血栓软化　　　　　　B.血栓溶化　　　　　C.血栓钙化　　　　　D.血栓机化

E.血栓溶解

14.槟榔肝是由_____引起的(　　　)

A.肝脂变　　　　　　　B.肝细胞水肿　　　　C.门脉性肝硬化　　　D.慢性肝淤血

E.坏死后性肝硬化

15.随血液运行的异物堵塞血管腔的现象称为(　　　)

A.血栓　　　　　　　　B.栓塞　　　　　　　C.血栓形成　　　　　D.淤血

E.血管阻塞

16.最常见的栓子是(　　　)

A.血栓　　　　　　　　B.空气　　　　　　　C.脂肪　　　　　　　D.菌落

E.瘤细胞

17.来自右心及大循环静脉内的栓子随血流运行,常引起(　　　)

A.脑动脉栓塞　　　　　B.肾动脉栓塞　　　　C.肺动脉栓塞　　　　D.脾动脉栓塞

E.肝动脉栓塞

18.来自于门静脉系的栓子随血流运行,常栓塞于(　　　)

A.脑　　　　　　　　　B.肺　　　　　　　　C.肠　　　　　　　　D.肝

E.脾

19.因动脉血液供应中断导致局部组织细胞坏死称为(　　　)

A.梗死　　　　　　　　B.碎死　　　　　　　C.坏死　　　　　　　D.坏疽

E.凋亡

20.出血性梗死常发生于(　　　)

A.脾、脑　　　　　　　B.心、肾　　　　　　C.肺、肠　　　　　　D.心、脑

E.肺肾

21.最常见的栓塞是(　　　)

A.气体栓塞　　　　　　B.脂肪栓塞　　　　　C.血栓栓塞　　　　　D.羊水栓塞

E.寄生虫栓塞

22.只能在显微镜下见到的血栓是(　　　)

A.白色血栓　　　　　　B.红色血栓　　　　　C.混合血栓　　　　　D.透明血栓

E.以上都是

23.栓子是(　　　)

A.循环血液内脱落的血栓　　　　　　　　　　B.循环血液内脱落的菌落

C.循环血液内不溶于血液的异物　　　　　　　D.循环血液内脂肪和空气

E.以上都不是

24.静脉血栓形成后,最难发生的结局是( )

A.阻塞血管　　　　　B.机化　　　　　C.脱落　　　　　D.钙化

E.血流完全恢复正常

二、填空题

1.肺淤血常见于_____心衰竭,肝淤血多见于_____心衰竭。

2.血栓的类型包括_____、_____、_____和_____。

3.血栓的结局包括_____、_____和_____。

4.血栓对机体的不利影响包括_____、_____、_____和_____。

5.栓塞类型包括_____、_____、_____、_____和_____。

6.梗死的类型包括_____和_____。

7.淤血的原因有_____、_____和_____。

8.出血性梗死的条件有_____、_____。

9.血栓形成的条件有_____、_____和_____。

10.长骨骨折的患者可能发生_____栓塞。

11.出血根据发生机制可分为_____和_____两类。

三、名词解释

1.淤血

2.心力衰竭细胞

3.槟榔肝

4.血栓形成

5.栓塞

6.梗死

四、问答题

1.简述血栓形成的条件。

2.淤血、血栓形成、栓塞及梗死之间有何联系?

3.简述出血性梗死发生的条件和好发器官。

(吴新刚)

第五节 炎 症

一、选择题(请从 A、B、C、D、E 五个备选答案中选择一个最佳答案)

1. 最常见的致炎因子是(　　)

A. 机械性因子　　　　　B. 化学性因子　　　　C. 物理性因子　　　　D. 生物性因子

E. 免疫因素

2. 急性炎症早期组织发红的主要原因是(　　)

A. 淤血　　　　　　　　B. 出血　　　　　　　C. 渗出　　　　　　　D. 充血

E. 血栓形成

3. 急性炎症早期最常见的炎细胞是(　　)

A. 淋巴细胞　　　　　　B. 嗜酸性粒细胞　　　C. 巨噬细胞　　　　　D. 浆细胞

E. 中性粒细胞

4. 慢性炎症最常见的炎细胞是(　　)

A. 中性粒细胞　　　　　B. 嗜酸性粒细胞　　　C. 淋巴细胞　　　　　D. 嗜碱性粒细胞

E. 巨噬细胞

5. 渗出液容易自行凝固是因为渗出物中含有较多的(　　)

A. 红细胞　　　　　　　B. 白细胞　　　　　　C. 血小板　　　　　　D. 纤维蛋白原

E. 凝血酶

6. 炎症介质的主要作用是使(　　)

A. 血管壁通透性增加　　　　　　　　B. 局部酸中毒

C. 组织分解代谢增强　　　　　　　　D. 组织渗透压升高

E. 局部发热、疼痛

7. 金黄色葡萄球菌感染常引起(　　)

A. 浆液性炎症　　　　　B. 脓肿　　　　　　　C. 蜂窝织炎　　　　　D. 出血性炎症

E. 纤维素性炎症

8. 假膜性炎的主要渗出物是(　　)

A. 浆液　　　　　　　　B. 中性粒细胞　　　　C. 纤维素　　　　　　D. 单核细胞

E. 淋巴细胞

9. 关于渗出液的描述中,以下哪项是正确的?(　　)

A. 外观清亮　　　　B. 蛋白含量在 25g/L 以下　　　　C. 细胞数少于 $0.5 \times 10^9/L$

D. 比重大于 1.018　　　E. Rivalta 试验阴性

10. 肉芽肿性炎主要是下列哪种细胞增生?(　　)

A. 嗜酸性粒细胞　　　B. 中性粒细胞　　　　C. 淋巴细胞　　　　　D. 浆细胞

E. 巨噬细胞

11. 细菌性痢疾属于(　　　)

A. 浆液性炎　　　　　　B. 化脓性炎　　　　　C. 纤维素性炎　　　　D. 变质性炎

E. 出血性炎

12. 鼠疫属于(　　　)

A. 浆液性炎　　　　　　B. 化脓性炎　　　　　C. 纤维素性炎　　　　D. 变质性炎

E. 出血性炎

13. 急性炎症时血液动力学的变化为(　　　)

A. 血流速度减慢→血管扩张，血流加速→细动脉短暂收缩→白细胞附壁

B. 血管扩张，血流加速→细动脉短暂收缩→白细胞附壁→血流速度减慢

C. 细动脉短暂收缩→血流速度减慢→血管扩张，血流加速→白细胞附壁

D. 细动脉短暂收缩→血管扩张，血流加速→白细胞附壁→血流速度减慢

E. 细动脉短暂收缩→血流速度减慢→血管扩张，血流加速→白细胞附壁

14. 下列有关炎症的理解哪项不正确？(　　　)

A. 血管反应是炎症的中心环节　　　　B. 对机体损害的任何因素均可为致炎因子

C. 炎症对机体有利，又有潜在危害性　　D. 凡是炎症都运用抗生素治疗

E. 炎症既有局部反应，又可有全身反应

15. 炎症的渗出主要由于(　　　)

A. 血液动力学改变　　　B. 血管壁通透性改变　　　C. 小静脉血栓形成

D. 循环血量增加　　　　E. 组织间液比重降低

16. 下列哪一项不属于渗出性炎症？(　　　)

A. 卡他性炎症　　　　　B. 阿米巴肝脓肿　　　C. 假膜性炎　　　　D. 绒毛心

E. 大叶性肺炎

二、填空题

1. 炎症的基本病变为_____、_____、_____。

2. 根据渗出物的不同，渗出性炎症可分为_____、_____、_____和_____四类。

3. 发生于黏膜的纤维素性炎症又称_____。

4. 炎性肉芽肿大致可分为_____和_____两类。

5. 化脓性炎症的病理类型有_____、_____、_____三种。

6. 炎细胞的渗出中，化脓性炎症以_____细胞为主；慢性炎症以_____、_____、_____细胞为主；寄生虫感染时以_____细胞为主。

7. 纤维素性炎症好发部位为_____、_____、_____。

8. 急性炎症中以增生病变为主的疾病有_____和_____。

9. 炎症的局部临床表现为_____、_____、_____、_____和_____。

10. 病毒性肝炎属于_____炎症；伤寒属于_____炎症；白喉属于_____炎症。

三、名词解释

1. 炎症
2. 脓肿
3. 绒毛心
4. 化脓性炎症
5. 渗出
6. 假膜性炎
7. 炎症介质
8. 窦道
9. 肉芽肿性炎
10. 炎细胞浸润
11. 瘘管

四、问答题

1. 简述炎症的渗出过程，说明其意义。
2. 试以皮肤的疖为例简述炎症的结局。

（黄　谦）

第六节　肿瘤基础

一、选择题（请从 A、B、C、D、E 五个备选答案中选择一个最佳答案）

1. 下列不符合肿瘤性增生特点的是（　　）
A. 异常增殖　　　　　B. 分化障碍　　　　C. 常形成肿块
D. 失去机体的正常调控　　　　　　E. 增生过程中需致瘤因素持续存在

2. 肿瘤实质是指（　　）
A. 淋巴管　　　　　　B. 血管　　　　　C. 瘤细胞　　　　　D. 结缔组织
E. 神经纤维

3. 下列不是肿瘤特征的是（　　）
A. 病因消除后，肿瘤仍可生长　　　　B. 瘤细胞失去分化成熟的能力
C. 均可发生转移　　　　　　　　　D. 生长与机体不协调
E. 瘤细胞呈相对无止境地生长

4. 肿瘤的异型性是指（　　）
A. 肿瘤的转移　　　　　　　　　B. 肿瘤组织与其起源组织存在的差异
C. 肿瘤组织的代谢异常　　　　　D. 肿瘤细胞的形态异常
E. 肿瘤组织的结构异常

5. 肿瘤的细胞异型性不包括(　　　)

A. 瘤细胞的多形性　　　　　　　　　　B. 瘤细胞核的多形性

C. 核浆比增大　　　　　　　　　　　　D. 瘤细胞的空间排列异常

E. 病理性核分裂

6. 良性肿瘤的异型性主要表现为(　　　)

A. 瘤细胞多形性　　　B. 瘤细胞核的多形性　　　C. 病理性核分裂

D. 瘤实质及间质排列紊乱　　　　　　　E. 瘤细胞浆的改变

7. 决定肿瘤性质的主要依据是(　　　)

A. 肿瘤的形态　　　B. 肿瘤的大小　　　C. 肿瘤的生长速度

D. 肿瘤细胞的形态　　　E. 肿瘤的颜色

8. 良性肿瘤的主要生长方式是(　　　)

A. 膨胀性生长　　　B. 外生性生长　　　C. 浸润性生长　　　D. 缓慢生长

E. 快速生长

9. 肿瘤的特殊性决定于(　　　)

A. 肿瘤的实质　　　　　　B. 肿瘤的间质　　　C. 肿瘤的扩散

D. 肿瘤细胞的代谢特点　　　E. 核分裂像

10. 诊断恶性肿瘤的主要依据是(　　　)

A. 肿瘤的肉眼形态　　　B. 肿瘤对机体的影响　　　C. 肿瘤的大小

D. 肿瘤的异型性　　　E. 肿瘤的继发改变

11. 肿瘤分化程度越高(　　　)

A. 恶性程度越高　　　B. 恶性程度越低　　　C. 转移越早

D. 预后越差　　　E. 异型性越大

12. 良、恶性肿瘤的根本区别在于(　　　)

A. 肿瘤的大小　　　B. 肿瘤的生长方式　　　C. 肿瘤细胞分化程度

D. 肿瘤的生长速度　　　E. 肿瘤的一般形态

13. 肿瘤是局部组织的(　　　)

A. 变性　　　　　B. 化生　　　　　C. 适应　　　　　D. 异常增生

E. 再生

14. 发生于纤维组织的恶性肿瘤正确命名是(　　　)

A. 恶性纤维瘤　　　B. 纤维瘤　　　C. 纤维肉瘤　　　D. 纤维癌

E. 恶性纤维肉瘤

15. 下列肿瘤非上皮来源的是(　　　)

A. 食管癌　　　　　B. 胃癌　　　　　C. 皮肤乳头状瘤　　　D. 骨肉瘤

E. 腺瘤

16. 以下不属于肿瘤的是(　　　)

A. 动脉瘤　　　　　B. 血管瘤　　　　　C. 毛细血管瘤　　　D. 海绵状血管瘤

E. 淋巴管瘤

17. 以下属于肿瘤的是(　　　)

A. 血管瘤　　　　　B. 动脉瘤　　　　　C. 室壁瘤　　　　　D. 静脉瘤

E. 炎性假瘤

18. 子宫颈癌扩散到直肠和膀胱称为（　　　）

A. 转移　　　　　　　　B. 演进　　　　　　C. 直接蔓延　　　　D. 播散

E. 生长

19. 癌症一词通常是指（　　　）

A. 所有恶性肿瘤　　　B. 上皮组织发生的恶性肿瘤　　C. 间叶组织发生的恶性肿瘤

D. 上皮组织和间叶组织发生的恶性肿瘤　　　　　E. 所有肿瘤

20. 下列属上皮组织来源的肿瘤是（　　　）

A. 血管瘤　　　　　　B. 平滑肌瘤　　　　C. 乳头状瘤　　　　D. 纤维瘤

E. 脂肪瘤

21. 良性肿瘤对机体影响主要取决于肿瘤的（　　　）

A. 生长时间长短　　　B. 体积大小　　　　C. 生长部位　　　　D. 生长方式

E. 生长速度

22. 恶性肿瘤血道转移最常见的器官是（　　　）

A. 肺、脑　　　　　　B. 肺、肝　　　　　C. 肝、脑　　　　　D. 肺、肾

E. 脑、肾

23. 癌早期的主要转移方式是（　　　）

A. 血道转移　　　　　B. 淋巴道转移　　　C. 直接蔓延　　　　D. 种植性转移

E. 浸润

24. 下列肿瘤治疗效果最佳的是（　　　）

A. 早期浸润癌　　　　B. 原位癌　　　　　C. 腺癌　　　　　　D. 鳞状细胞癌

E. 淋巴瘤

25. 诊断恶性肿瘤的主要依据是（　　　）

A. 迅速增大的肿块　　　　B. 疼痛　　　　　C. 细胞异型性明显

D. 局部淋巴结肿大　　　　E. 可见坏死、出血等

26. 下列除哪一项外，其余均属于癌前病变（　　　）

A. 乳腺纤维囊性病　　B. 十二指肠溃疡　　C. 黏膜白斑　　　　D. 肝硬化

E. 小腿慢性溃疡

27. 癌与肉瘤的最主要区别是（　　　）

A. 组织来源　　　　　B. 大体特点　　　　C. 镜下观特点　　　D. 转移方式

E. 网状纤维的多少

二、填空题

1. 肿瘤的异型性包括_____和_____两个方面。

2. 肿瘤的生长方式包括_____、_____和_____，其中_____是良性肿瘤的主要生长方式，_____是恶性肿瘤的主要生长方式。

3. 肿瘤的转移方式包括_____、_____和_____。

4. 血道转移最常见的器官是_____和_____。

5. 肿瘤的分级多采用_____法，最常用的肿瘤分期方法是_____。

6. 高分化鳞癌的特征性结构是_____和_____。

7. 恶性淋巴瘤可分为_____和_____两大类。

8. 骨肉瘤在 X 线检查时的特征性改变为_____和_____。

9. _____是诊断霍奇金病的重要依据。

10. 常见的癌前病变包括_____、_____、_____和_____等。

11. 外源性致癌因素(致癌物)包括_____、_____和_____三大类。

12. 子宫颈癌的主要病因是_____。

三、名词解释

1. 肿瘤

2. 肿瘤的异型性

3. 肿瘤的转移

4. TNM 分期

5. 癌

6. 肉瘤

7. 癌前病变

8. 非典型性增生

9. 原位癌

10. 交界性肿瘤

11. 畸胎瘤

四、问答题

1. 什么是肿瘤的异型性？具体表现在哪几个方面？

2. 什么是癌前病变？常见的癌前病变有哪些？

3. 试述良性肿瘤与恶性肿瘤的区别。

4. 试述癌和肉瘤的区别。

(吴新刚)

第七节 心血管系统疾病

一、选择题(请从 A、B、C、D、E 五个备选答案中选择一个最佳答案)

1. 良性高血压晚期会引起( )

A. 继发性颗粒性固缩肾　　　　　　　B. 肾水变性

C. 原发性颗粒性固缩肾　　　　　　　D. 肾凹陷性瘢痕

E. 肾盂积水

2. 高血压病血管壁玻璃样变主要发生于( )

A. 细小动脉　　　　B. 毛细血管　　　　C. 大动脉　　　　D. 中动脉

E. 细小静脉

3. 高血压病脑出血的常见血管是(　　)

A. 基底动脉　　　　　B. 大脑后动脉　　　　C. 大脑中动脉　　　　D. 大脑前动脉

E. 豆纹动脉

4. 风湿病是发生于＿＿＿＿＿的变态反应性疾病(　　)

A. 结缔组织　　　　　B. 肉芽组织　　　　　C. 肌肉组织　　　　　D. 上皮组织

E. 神经组织

5. 下列哪一项是风湿病的特征性病变(　　)

A. 阿少夫小体　　　　B. 假小叶　　　　　　C. 干酪样坏死　　　　D. 细小动脉硬化

E. 新月体

6. 世界卫生组织规定高血压诊断标准是收缩压/舒张压大于或者等于(　　)

A. 140/90 mmHg　　　B. 150/90 mmHg　　　C. 160/90 mmHg　　　D. 170/90 mmHg

E. 145/95 mmHg

7. 高血压病患者在饮食过程中应该特别注意(　　)

A. 低糖　　　　　　　B. 低钾　　　　　　　C. 高钠　　　　　　　D. 低钠

E. 低钙

8. 某高血压病患者突然出现剧烈头痛，呕吐，抽搐甚至昏迷，最可能的诊断为(　　)

A. 脑水肿症状　　　　B. 脑软化　　　　　　C. 脑出血　　　　　　D. 心肌梗死

E. 心力衰竭

9. 动脉粥样硬化最常累及的血管是(　　)

A. 冠状动脉　　　　　B. 胸主动脉　　　　　C. 腹主动脉　　　　　D. 颈动脉

E. 大脑中动脉

10. 急性感染性心内膜炎是由＿＿＿＿＿菌引起的(　　)

A. 化脓菌　　　　　　B. 肠球菌　　　　　　C. 结核分枝杆菌　　　D. 草绿色链球菌

E. 大肠埃希菌

11. 风湿性心内膜炎最常侵犯(　　)

A. 二尖瓣　　　　　　B. 三尖瓣　　　　　　C. 主动脉瓣　　　　　D. 肺动脉瓣

E. 静脉瓣

12. 冠状动脉粥样硬化最常累及的血管是(　　)

A. 左冠状动脉总干　　B. 右冠状动脉　　　　C. 左旋支　　　　　　D. 左前降支

E. 后降支

13. 关于风湿病发病的描述，哪项是正确的(　　)

A. 与乙型溶血性链球菌感染有关　　　　　　B. 由乙型溶血性链球菌直接感染引起

C. 与流感病毒感染有关　　　　　　　　　　D. 由流感病毒直接感染引起的

E. 与肺炎链球菌感染有关

14. 动脉粥样硬化主要发生在(　　)

A. 细小动脉　　　　　B. 大中动脉　　　　　C. 小动脉　　　　　　D. 大动脉

E. 细动脉

15.高血压病脑出血最常见的部位是(　　　)

A.内囊基底核　　　　B.齿状核　　　　　C.脑桥　　　　　D.小脑

E.端脑

16.高血压病时，心脏的主要改变是(　　　)

A.心肌间质有肉芽肿形成　　　　　　　B.心肌有梗死灶

C.左心室有瘢痕形成　　　　　　　　　D.左心室肥大

E.右心室肥大

17.在动脉粥样硬化的斑块内，可见大量的针状空隙，它们是(　　　)

A.泡沫细胞　　　　B.坏死细胞　　　　C.脂肪细胞　　　　D.胆固醇结晶

E.三酰甘油

18.冠状动脉粥样硬化引起的心肌持久而严重缺血缺氧可导致(　　　)

A.心绞痛　　　　B.心肌梗死　　　　C.心肌硬化　　　　D.心内膜炎

E.心包炎

19.以下生化检测对鉴别心绞痛和心肌梗死价值较大的是(　　　)

A.血清肌酸磷酸激酶　　　　　　　　　B.血清碱性磷酸酶

C.血清谷丙转氨酶　　　　　　　　　　D.血清谷草转氨酶

E.血清淀粉酶

20.良性高血压的基本病变是(　　　)

A.动脉粥样硬化　　　　　　　　　　　B.细小动脉硬化

C.动脉中层钙化　　　　　　　　　　　D.动脉内血栓形成

E.大中动脉硬化

21.高血压病血压持续升高的基本因素是(　　　)

A.细小动脉痉挛　　　　B.钠水潴留　　　　C.细小动脉硬化　　　　D.肾素分泌增多

E.心力衰竭

22.心肌梗死最多见的部位是(　　　)

A.左心房　　　　B.左心室　　　　C.右心房　　　　D.右心室

E.右心

23.心肌梗死属于(　　　)

A.贫血性梗死　　　　B.出血性梗死　　　　C.败血性梗死　　　　D.液化性梗死

E.坏疽

二、填空题

1.WHO 建议每人每日摄盐量应控制在_____g 以下。

2.按病变的发展，良性高血压可分为_____、_____和_____三期。

3.高血压病脑出血最常发生的部位为_____，可导致_____。

4.临床上，心绞痛可分为_____、_____和_____三种类型。

5.动脉粥样硬化的主要危险因素为_____、_____、_____

和_____等。

6.脂蛋白中，与动脉粥样硬化关系密切的是_____、_____和_____，而具有保护作用的是_____。

7.动脉粥样硬化的基本病理变化包括_____、_____和_____。

8.冠状动脉粥样硬化好发于_____。

9.心肌梗死好发于_____、_____和_____。

10.风湿病一般要经历_____、_____和_____三个阶段。

11.恶性高血压的特征性病变是_____和_____。

12.良性高血压功能紊乱期主要病变为_____。

14.感染性心内膜炎是由病原微生物直接侵袭_____而引起_____。

三、名词解释

1.心肌梗死

2.心绞痛

3.向心性肥大

4.感染性心内膜炎

四、问答题

1.简述透壁性心肌梗死可能发生的并发症。

2.简述良性高血压的病理改变。

(邹　进　吴新刚)

第八节　呼吸系统疾病

一、选择题(请从 A、B、C、D、E 五个备选答案中选择一个最佳答案)

1.慢性支气管炎最常见的并发症是(　　)

A.慢性阻塞性肺气肿　　　B.支气管肺炎　　　C.支气管扩张症

D.慢性肺源性心脏病　　　E.肺结核病

2.慢性支气管炎的常见病因有(　　)

A.过敏　　　　　　　B.年龄　　　　　C.粉尘　　　　　　D.气压

E.感染、吸烟

3.慢性支气管炎最主要的病变是(　　)

A.黏膜上皮鳞状上皮化生　　　　　B.腺体增生、肥大

C.黏膜充血、水肿　　　　　　　　D.淋巴细胞和浆细胞浸润

E.支气管壁平滑肌束断裂、萎缩

4.肺气肿发生于(　　)

A.支气管　　　　B.细支气管　　　C.呼吸性细支气管、肺泡管、肺泡囊和肺泡

D.小支气管　　　E.叶支气管

5. 肺气肿最常见的类型是( )

A. 腺泡中央型肺气肿   B. 腺泡周围型肺气肿

C. 全腺泡型肺气肿   D. 间质性肺气肿

E. 肺大泡

6. 腺泡周围型肺气肿病变主要发生于( )

A. 小支气管   B. 细支气管   C. 终末细支气管

D. 呼吸性细支气管   E. 肺泡管、肺泡囊、肺泡

7. 长期严重的肺气肿不会导致( )

A. 慢性肺源性心脏病   B. 自发性气胸   C. 呼吸衰竭   D. 肺结核

E. 肺性脑病

8. 绝大多数的慢性肺源性心脏病是由于( )

A. 脊柱畸形   B. 肺小动脉栓塞   C. 慢性支气管炎   D. 肺结核

E. 硅肺

9. 下列哪一项符合大叶性肺炎？( )

A. 大叶性肺炎多发生于儿童   B. 大叶性肺炎多发生于青壮年

C. 大叶性肺炎多发生于老年人   D. 大叶性肺炎多发生于体弱多病者

E. 大叶性肺炎多以合并症出现

10. 大叶性肺炎是( )

A. 变质性炎   B. 浆液性炎   C. 纤维素性炎   D. 化脓性炎

E. 出血性炎

11. 大叶性肺炎病变主要累及( )

A. 肺大叶   B. 细支气管   C. 叶支气管   D. 肺小叶

E. 肺泡

12. 大叶性肺炎最常见的致病菌是( )

A. 葡萄球菌   B. 肺炎球菌   C. 肺炎杆菌   D. 溶血性链球菌

E. 大肠埃希菌

13. 大叶性肺炎不会发生( )

A. 肺肉质变   B. 肺脓肿   C. 脓胸   D. 肺褐色硬化

E. 中毒性休克

14. 下列哪一项不符合小叶性肺炎？( )

A. 常由多种细菌引起   B. 本病多见于小儿和年老体弱者

C. 病灶融合多发展为肺肉质变   D. 一般不累及胸膜

E. 病变灶状分布、大小不等

15. 小叶性肺炎是( )

A. 出血性炎   B. 卡他性炎   C. 增生性炎   D. 化脓性炎

E. 变质性炎

16. 大叶性肺炎的病变特点，下列哪项除外( )

A. 病变中可有大量细菌   B. 较多的红细胞漏出

C. 大量纤维素渗出   D. 常有肉质变

E. 大量中性粒细胞渗出

17. 小叶性肺炎的病变范围(　　)

A. 以呼吸性细支气管为中心　　　　　　B. 以终未细支气管为中心

C. 以细支气管为中心　　　　　　　　　D. 以支气管为中心

E. 以肺泡管为中心

18. 大叶性肺炎痰常呈(　　)

A. 白色泡沫状　　　B. 铁锈色　　　C. 脓性　　　D. 黏液脓性

E. 血性

19. 肺炎时肺泡上皮细胞内出现包涵体常见于(　　)

A. 球菌性肺炎　　　B. 杆菌性肺炎　　　C. 支原体性肺炎　　　D. 病毒性肺炎

E. 军团性肺炎

20. 小叶性肺炎不会发生(　　)

A. 肺肉质变　　　B. 心力衰竭　　　C. 呼吸衰竭　　　D. 肺脓肿、脓胸

E. 支气管扩张症

21. 大叶性肺炎患者咳铁锈色痰是因为痰中含有(　　)

A. 红细胞　　　B. 纤维素　　　C. 含铁血黄素　　　D. 中性粒细胞

E. 巨噬细胞

22. 慢性肺源性心脏病的主要病变特点是(　　)

A. 左心室肥大　　　B. 左心房肥大　　　C. 右心室肥大　　　D. 右心房肥大

E. 右心室缩小

23. 大叶性肺炎患者开始出现肺实变体征是在(　　)

A. 充血水肿期　　　B. 红色肝样变期　　　C. 灰色肝样变期　　　D. 溶解消散期

E. 以上都不是

24. 患者,男,28 岁,高热,胸痛,咳嗽,呼吸困难,肺语音震颤增强,右下肺叩诊浊音,听诊支气管呼吸音,最可能的诊断是(　　)

A. 大叶性肺炎　　　B. 小叶性肺炎　　　C. 间质性肺炎　　　D. 胸膜炎

E. 肺癌

25. 肺癌发生的最危险因素是(　　)

A. 工业废气　　　B. 职业因素　　　C. 家庭排烟　　　D. 吸烟

E. 被动吸烟

26. 肺癌最常见的类型是(　　)

A. 鳞状细胞癌　　　B. 高分化腺癌　　　C. 胶样癌　　　D. 瘢痕癌

E. 未分化癌

27. 二氧化硅尘致病力最强的是(　　)

A. <5 μm　　　B. >5 μm　　　C. <3 μm　　　D. 1 ~ 2 μm

E. 3 ~ 4 μm

28. 硅肺的并发症有(　　)

A. 肺脓肿　　　B. 肺结核　　　C. 肺癌　　　D. 肺炎

E. 肺结核 + 肺心病

29. 小叶性肺炎的好发部位是(　　)

A. 两肺上叶 　　　　　　 B. 肺尖 　　　　　　 C. 两肺下叶和背侧　D. 肺门

E. 两肺周边部

30. 患者,男,24 岁,受寒后出现咳嗽、咳铁锈色痰,X 线见右肺呈大片均匀致密阴影,可初步诊断为(　　)

A. 大叶性肺炎 　　　 B. 小叶性肺炎 　　　 C. 间质性肺炎 　　　 D. 胸膜炎

E. 肺癌

31. 患者,男,60 岁,慢性支气管炎 18 年,近期出现呼吸困难,发绀,下肢水肿,颈静脉怒张,肝脾肿大,最有可能的诊断是(　　)

A. 支气管扩张症 　　 B. 阻塞性肺气肿 　　 C. 慢性肺源性心脏病 　　　 D. 肺脓肿

E. 肺结核

32. 硅肺的特征性病变是(　　)

A. 硅结节 　　　　　　 B. 胸膜增厚 　　　　 C. 硅肺空洞 　　　　　 D. 肺间质纤维化

E. 钙化

33. 肺癌中分化程度最低、恶性程度最高的是(　　)

A. 鳞癌 　　　　　　　 B. 腺癌 　　　　　　 C. 小细胞癌 　　　　　 D. 大细胞癌

E. 肉瘤样癌

二、填空题

1. 慢性支气管炎的继发改变有_____、_____、_____和_____。

2. 根据受累部位,肺气肿可分为_____和_____两大类。

3. 大叶性肺炎的病变可分为_____、_____、_____和_____四期。

4. 根据病理学变化,大叶性肺炎为_____炎症。

5. 大叶性肺炎的并发症有_____、_____、_____和_____。

6. 小叶性肺炎的并发症有_____、_____、_____和_____。

7. 大叶性肺炎患者咳_____痰,小叶性肺炎患者咳_____痰。

8. 肺癌的肉眼类型有_____、_____、_____。

9. 小叶性肺炎是以_____为中心的急性_____炎症。

10. 硅肺的基本病变是_____和_____,特征性病变是_____。

11. 硅肺常见的并发症有_____、_____、_____。

12. 肺癌中最常见的组织学类型是_____。

13. 肺癌中分化程度最低、恶性度最高的是_____。

14. 典型小细胞癌的癌细胞一端稍尖,形似燕麦,又称为_____。

15. 慢性支气管炎的临床特征为反复发作的_____、_____或伴有_____,症状每年至少持续_____个月,连续_____年以上。

16. 大叶性肺炎是以_____渗出为主的炎症,最常见的致病菌是_____,如果渗出物不能完全被溶解吸收可发生_____。

三、名词解释

1.肺肉质变
2.肺心病
3.硅结节
4.硅肺
5.肺气肿
6.小叶性肺炎

四、问答题

1.简述慢性支气管炎患者出现咳、痰、喘的病理学基础。
2.大叶性肺炎分几期？各期的病理变化如何？
3.什么是硅肺？说明硅肺的病因、病理变化和并发症。
4.简述慢性支气管炎和肺气肿的常见并发症。

（卜丹霞）

第九节　消化系统疾病

一、选择题（请从 A、B、C、D、E 五个备选答案中选择一个最佳答案）

1.胃溃疡的好发部位是（　　）

A.胃前壁　　　　　　B.胃后壁　　　　　　C.胃小弯近贲门处
D.胃小弯近幽门处　　E.胃大弯及胃底

2.胃溃疡最常见的并发症的是（　　）

A.粘连　　　　　　B.出血　　　　　C.穿孔　　　　　　D.幽门梗阻
E.癌变

3.十二指肠溃疡的描述中，哪项是正确的？（　　）

A.溃疡多在十二指肠球部　　　　　　B.溃疡多在 2 cm 以上
C.进食后痛　　　　　　　　　　　　D.溃疡呈火山口状
E.容易发生癌变

4.十二指肠溃疡的好发部位是（　　）

A.十二指肠各段　　B.球部　　　　C.降部　　　　　　D.水平部
E.升部

5.显微镜下，溃疡底从表面至深层大致为（　　）

A.渗出层、肉芽组织层、瘢痕层、坏死层　B.肉芽组织层、坏死层、瘢痕层、渗出层
C.坏死层、肉芽组织层、渗出层、瘢痕层　D.渗出层、坏死层、肉芽组织层、瘢痕层；
E.瘢痕层、肉芽组织层、坏死层、渗出层

6. 消化性溃疡的主要临床表现是(　　　)

A. 反酸　　　　　　B. 呕吐　　　　　　C. 恶心　　　　　　D. 上腹部疼痛

E. 嗳气

7. 下列哪项不是消化性溃疡的肉眼形态特点(　　　)

A. 直径多在 2 cm 以内　B. 边缘整齐　　　C. 火山口状　　　　D. 底部平坦

E. 通常只有一个

8. 下列哪项不是消化性溃疡的并发症?(　　　)

A. 穿孔　　　　　　B. 酸碱平衡紊乱　C. 出血　　　　　　D. 癌变

E. 幽门梗阻

9. 食管癌的好发部位是(　　　)

A. 上段　　　　　　B. 中段　　　　　　C. 下段　　　　　　D. 颈段

E. 胸段

10. 食管癌的典型临床症状是(　　　)

A. 吞咽困难　　　　B. 消瘦　　　　　　C. 贫血　　　　　　D. 乏力

E. 恶病质

11. 食管癌最常见的组织学类型是(　　　)

A. 腺癌　　　　　　B. 未分化癌　　　　C. 鳞癌　　　　　　D. 腺鳞癌

E. 类癌

12. 胃癌的好发部位是(　　　)

A. 胃底部　　　　　B. 胃体部　　　　　C. 贲门部　　　　　D. 幽门部

E. 胃窦部

13. 胃癌的主要扩散途径是(　　　)

A. 直接蔓延　　　　B. 淋巴道转移　　　C. 血道转移　　　　D. 种植性转移

E. 接触转移

14. 下列关于溃疡型胃癌肉眼形态描述错误的是(　　　)

A. 溃疡直径多大于 2 cm　B. 火山口状　　　C. 边缘隆起

D. 底部凹凸不平　　　E. 不易出血

15. 大肠癌的好发部位是(　　　)

A. 直肠　　　　　　B. 乙状结肠　　　　C. 横结肠　　　　　D. 降结肠

E. 升结肠

16. 我国最常见的病毒性肝炎是(　　　)

A. 甲型肝炎　　　　B. 乙型肝炎　　　　C. 丙型肝炎　　　　D. 丁型肝炎

E. 戊型肝炎

17. 病毒性肝炎是(　　　)

A. 变质性炎　　　　B. 渗出性炎　　　　C. 增生性炎　　　　D. 化脓性炎

E. 出血性炎

18. 病毒性肝炎的主要病理变化是(　　　)

A. 肝细胞变性、坏死　B. 炎细胞浸润　　　C. 肝细胞再生　　　D. 纤维组织增生

E. 小胆管增生

19. 急性重型肝炎的坏死多为(　　　)

A. 碎片状坏死　　　　B. 凝固性坏死　　　C. 桥接坏死　　　　D. 大片坏死

E. 点状坏死

20. 甲型肝炎病毒的主要传播方式是(　　　)

A. 粪－口传播　　　　B. 输血传播　　　　C. 性传播　　　　D. 经皮肤破口传播

E. 垂直传播

21. 急性普通型肝炎的主要病变特点是(　　　)

A. 肝细胞广泛变性、坏死轻微　　　　　B. 肝细胞广泛坏死、变性轻微

C. 淋巴细胞和巨噬细胞浸润　　　　　　D. 淤胆和胆栓形成

E. 肝细胞再生明显

22. 我国门脉性肝硬化的常见原因是(　　　)

A. 营养缺乏　　　　　B. 病毒性肝炎　　　C. 慢性乙醇中毒　　　D. 毒物中毒

E. 血吸虫感染

23. 最常见的肝硬化类型是(　　　)

A. 门脉性肝硬化　　　　B. 坏死后性肝硬化　　　C. 胆汁性肝硬化

D. 淤血性肝硬化　　　　E. 寄生虫性肝硬化

24. 肝硬化的特征性病变是(　　　)

A. 无肝小叶结构　　　　B. 肝内纤维组织增生　　　C. 假小叶形成

D. 肝细胞变性坏死　　　E. 小胆管增生

25. 下述哪项不是肝硬化门脉高压症的表现？(　　　)

A. 脾肿大　　　　　B. 胃肠淤血　　　　C. 蜘蛛痣　　　　　D. 腹水

E. 侧支循环开放

26. 下列哪项是肝硬化门脉高压症的表现(　　　)

A. 黄疸　　　　　　B. 出血倾向　　　　C. 蜘蛛痣　　　　　D. 腹水

E. 肝掌

27. 下列哪项不属于肝硬化肝功能不全的表现(　　　)

A. 黄疸　　　　　　B. 出血倾向　　　　C. 蜘蛛痣　　　　　D. 脾肿大

E. 肝掌

28. 肝硬化患者出现蜘蛛痣的原因是(　　　)

A. 雄激素过多　　　　　B. 雌激素过多　　　C. 凝血因子缺乏

D. 蛋白质合成减少　　　E. 侧支循环形成

29. 肝硬化晚期患者死亡的最常见原因是(　　　)

A. 合并感染　　　　B. 合并肺炎　　　　C. 肾衰竭　　　　　D. 上消化道出血

E. 合并肝癌

30. 肝硬化患者侧支循环形成，可造成上消化道大出血是由于(　　　)

A. 食管上段静脉丛曲张　　B. 食管中段静脉丛曲张　　C. 食管下段静脉丛曲张

D. 直肠静脉丛曲张　　　　E. 脐周及腹壁静脉曲张

31. 原发性肝癌最常见的组织学类型是(　　　)

A. 肝细胞癌　　　　B. 胆管上皮癌　　　C. 混合性肝癌　　　　D. 未分化癌

E.类癌

32.男，45岁，近10年来出现反酸、嗳气、上腹部饱胀，伴周期性、规律性上腹部疼痛，进食后痛。胃镜检查：在胃小弯近幽门处见一直径约2 cm的圆形溃疡，边缘整齐、不隆起，溃疡底部平坦。该患者最有可能的诊断是(　　　)

A.慢性萎缩性胃炎　　　B.十二指肠溃疡　　C.胃溃疡　　　　　D.胃癌

E.肥厚性胃炎

33.男，50岁，既往有乙型肝炎病史。2小时前因进食后突然呕血500 mL，急诊入院。体格检查：巩膜黄染，乳房发育，前胸壁2个蜘蛛痣，腹部膨隆，脾肋下3 cm。本例最可能的诊断是(　　　)

A.胃溃疡　　　　　　　B.肝硬化　　　　　C.十二指肠溃疡　　D.肝癌

E.急性重型肝炎

二、填空题

1.消化性溃疡镜下特点为溃疡底从表面至深层依次为_____、_____、_____和_____四层。

2.消化性溃疡的结局及合并症有_____、_____、_____、_____。

3.胃溃疡多发生于_____近幽门处，十二指肠溃疡多发生于十二指肠_____部。

4.食管癌最常见的组织学类型是_____。

5.食管癌的好发部位是_____，胃癌的好发部位是_____，大肠癌的好发部位是_____。

6.进展期胃癌肉眼观可分为_____、_____、_____三种类型。

7.胃癌的扩散途径有_____、_____、_____、_____，其中主要途径的是_____。

8.肝炎病毒包括_____、_____、_____、_____、_____，我国以_____最多见。

9.根据坏死的范围、分布特点及坏死灶的形态可将肝细胞坏死分为_____、_____、_____、_____四种类型。

10.肝硬化的特征性病变是_____。

11.肝硬化门脉高压症的表现包括_____、_____、_____、_____，肝功能不全的表现包括_____、_____、_____、_____、_____。

12.中晚期原发性肝癌的肉眼类型有_____、_____、_____，最常见的组织学类型是_____。

13.病毒性肝炎是由肝炎病毒引起的以肝细胞_____、_____和_____为主要病变的传染病。

15.中晚期食管癌肉眼形态可分为_____、_____、_____和_____。

三、名词解释

1. 肝硬化
2. 假小叶
3. 早期胃癌
4. 早期肝癌

四、问答题

1. 简述消化性溃疡的病理变化及并发症。
2. 简述病毒性肝炎的基本病理变化和临床病理类型。
3. 何谓假小叶？有何特点？
4. 简述门脉性肝硬化的临床表现。
5. 简述门脉性肝硬化时主要的侧支循环和并发症。

（卜丹霞）

第十节　泌尿系统疾病

一、选择题（请从 A、B、C、D、E 五个备选答案中选择一个最佳答案）

1. 引起急性肾盂肾炎最常见的病原体是（　　　）
A. 葡萄球菌　　　　　B. 链球菌　　　　　C. 肺炎球菌　　　　　D. 肠球菌
E. 大肠埃希菌

2. 新月体性肾小球肾炎的主要病变特点是（　　　）
A. 肾小球内有大量新月体形成　　　　　B. 肾体积增大
C. 切面皮质变薄　　　　　D. 大红肾
E. 肾小球发生玻璃样变

3. 引起肾盂肾炎的主要原因是（　　　）
A. 细菌　　　　　B. 真菌　　　　　C. 病毒　　　　　D. 衣原体
E. 支原体

4. 肾盂肾炎好发于（　　　）
A. 育龄女性　　　　　B. 青春期男生　　　　　C. 儿童　　　　　D. 老年人
E. 青壮年男性

5. 新月体主要由哪种细胞增生形成（　　　）
A. 系膜细胞　　　　　B. 脏层上皮细胞　　　　　C. 毛细血管内皮细胞
D. 壁层上皮细胞　　　　　E. 肾小管上皮细胞

6. 急性弥漫性增生性肾小球肾炎肉眼表现为（　　　）
A. 大白肾　　　　　B. 蚤咬肾和大红肾　　　　　C. 多发性小脓肿

D. 多囊肾　　　　　　　E. 固缩肾

7. 急性肾盂肾炎是(　　　)

A. 纤维素性炎　　　　B. 变态反应性炎　　C. 变质性炎　　　　　D. 化脓性炎

E. 增生性炎

二、填空题

1. 肾小球肾炎可分为_____、_____、_____。

2. 引起肾小球肾炎的抗原包括_____和_____两类。

3. _____是引起肾小球损害的主要原因。

4. 毛细血管内增生性肾小球炎肉眼观表现为_____和_____；镜下表现为_____和_____增生。

5. 硬化性肾小球肾炎肉眼观表现为_____。

6. 肾盂肾炎的感染途径有_____和_____。

7. 肾病综合征"三高一低"是指_____、_____、_____和_____。

8. 急性肾炎综合征主要表现为_____、_____、_____和_____。

三、名词解释

1. 新月体

2. 大红肾

3. 蚤咬肾

四、问答题

1. 简述肾盂肾炎上行性感染的发生过程。

2. 简述肾小球肾炎的临床分类。

（邹　进　吴新刚）

第十一节　生殖系统疾病

一、选择题(请从 A、B、C、D、E 五个备选答案中选择一个最佳答案)

1. 关于子宫颈癌的高危因素，下列哪项是错误的(　　　)

A. 单纯疱疹病毒Ⅱ型、人乳头瘤病毒、人巨细胞病毒是子宫颈癌的直接病因

B. 过早性生活、早年分娩、多产、密产是子宫颈癌发病的高危因素

C. 子宫颈癌的发病与性病史有关

D. 高危男子是子宫颈癌的发病因素

E. 宫颈癌的发病与多种因素有关

2.子宫颈癌的癌前病变是(   )

A.子宫颈鳞状上皮化生   B.子宫颈息肉   C.子宫颈上皮内肿瘤(CIN)

D.子宫颈腺囊肿   E.子宫颈重度糜烂

3.子宫颈癌的组织发生,下列哪项是错误的(   )

A.CIN 是指子宫颈原位癌和不典型增生   B.多数子宫颈癌起源于宫颈移行带

C.CIN 不是浸润癌的癌前病变,而是严重感染

D.CIN 分级越高,发生浸润癌的机会越多

E.子宫颈上皮化生过度活跃,伴致癌物质刺激,可形成子宫颈浸润癌

4.关于 CIN,下列哪项是错误的(   )

A.CIN 是子宫颈癌的癌前病变   B.CIN 可无特殊症状

C.大部分 CIN 有 HPV 感染   D.子宫颈不典型增生分级等同于 CIN 分级

E.子宫颈上皮内肿瘤分为 CIN Ⅰ级、CIN Ⅱ级、CIN Ⅲ级

5.关于 CIN,下述哪项是正确的(   )

A.CIN 即子宫颈原位癌   B.CIN 包括不典型增生及原位癌

C.CIN 分 2 级   D.原位癌侵犯子宫颈腺体时就称浸润癌

E.CIN 确诊靠宫颈刮片细胞学检查

6.CIN 的确诊靠(   )

A.宫颈刮片细胞学检查   B.阴道镜检查   C.宫颈活体组织检查

D.B 超   E.基础体温测定

7.关于 CIN 的治疗,以下错误的是(   )

A.CIN Ⅰ需行宫颈锥形切除术   B.CIN Ⅰ可冷冻治疗或激光治疗

C.CIN Ⅱ可用冷冻治疗或选用激光治疗或宫颈锥形切除病灶

D.CIN Ⅲ无生育要求者行子宫全切除术

E.CIN Ⅲ年轻、希望生育者可行宫颈锥形切除术

8.下列哪项是子宫颈癌的早期临床特点(   )

A.绝经后阴道大量出血   B.接触性出血   C.大量血性白带伴腥臭

D.尿频、尿急、肛门坠胀   E.下肢肿胀

9.关于子宫颈原位癌下列哪项描述是正确的(   )

A.病变限于上皮内,基底膜未穿透,间质无浸润

B.病变侵犯达血管和淋巴

C.子宫颈异型细胞侵犯上皮的1/3 ~ 2/3

D.异型细胞侵犯宫颈腺体,穿透腺体基底膜

E.重度不典型增生即原位癌

10.乳腺癌最常见的发生部位是(   )

A.外上象限   B.外下象限   C.内上象限   D.内下象限

E.乳头部

11.女性,52 岁,阴道不规则出血,阴道镜检查见子宫颈有菜花样肿物,表面出血坏死。最可能的诊断是(   )

A.宫颈糜烂   B.宫颈息肉   C.子宫颈癌   D.宫颈囊肿

E.宫颈肥大

12.青年女性，闭经 3 个月，阴道不规律出血，血块中夹有水泡。检查发现子宫体积大，阴道壁有暗紫色结节、出血、坏死。最大可能是(　　)

A.宫外孕　　　　　B.葡萄状肉瘤　　　C.葡萄胎　　　　　D.侵袭性葡萄胎

E.绒毛膜癌

13.中年女性，一年前有流产史，现阴道流血不止，贫血外观，子宫体积增大。近来咳嗽、咯血。最可能的诊断是(　　)

A.肺癌　　　　　　B.肺结核　　　　　C.子宫绒毛膜癌　　D.葡萄胎

E.子宫内膜癌

14.乳腺导管内癌是(　　)

A.癌前病变　　　　B.原位癌　　　　　C.良性增生　　　　D.浸润性癌

E.炎症

15.乳腺癌最常见的类型是(　　)

A.浸润性小叶癌　　B.浸润性导管癌　　C.小管癌　　　　　D.髓样癌

E.黏液癌

二、填空题

1.当子宫颈的癌细胞局限于上皮全层内，尚未穿破基底膜侵入下方，称为子宫颈_____癌。

2.子宫颈鳞癌按其分化程度可分为_____、_____和_____。

3.葡萄胎时，病变绒毛的三种特征性变化是_____、_____和_____。

4.侵袭性葡萄胎与良性葡萄胎不同之处是它的水泡状绒毛侵入子宫_____层。

5.子宫绒毛膜癌的主要转移途径是_____，最常转移的脏器是_____。

三、名词解释

1.子宫颈早期浸润癌

2.侵袭性葡萄胎

四、问答题

1.什么是 CIN？什么是原位癌？它们是否一定发展为浸润癌？

2.试述葡萄胎的基本病变特点。

3.简述乳腺癌的分类。

（夏素娟）

第十二节　内分泌系统疾病

一、选择题(请从 A、B、C、D、E 五个备选答案中选择一个最佳答案)

1. 由滤泡旁细胞发生的甲状腺癌是(　　　)

A. 乳头状癌　　　　　　　B. 髓样癌　　　　　C. 滤泡状癌　　　D. 小细胞型未分化癌

E. 巨细胞型未分化癌

2. 最常出现砂砾体的甲状腺癌是(　　　)

A. 髓样癌　　　　　　　B. 乳头状癌　　　　　C. 滤泡状癌　　　　D. 未分化癌

E. 鳞状细胞癌

3. 弥漫性毒性甲状腺肿不会出现的病理改变为(　　　)

A. 心肌变性坏死　　　B. 突眼　　　　　C. 淋巴组织萎缩　　　D. 肝细胞变性坏死

E. 脾大

4. 关于 2 型糖尿病, 哪项是错误的(　　　)

A. 发病多在 40 岁以上　　　　　　　B. 常有胰岛的炎症, 胰岛数目明显减少

C. 肥胖是发病的重要因素　　　　　　D. 胰岛素相对不足及组织对胰岛素抵抗

E. 胰岛及 B 细胞有缺陷

5. 下列哪种甲状腺癌的预后最差? (　　　)

A. 髓样癌　　　　　　　B. 滤泡状癌　　　　C. 巨细胞型未分化癌　　　D. 乳头状癌

E. 嗜酸细胞癌

6. 在甲状腺癌中, 以哪种类型的发病最多、恶性度最低、五年生存率最高?

A. 滤泡状癌　　　　　B. 乳头状癌　　　　C. 髓样癌　　　　　D. 未分化癌

E. 嗜酸细胞癌

7. 属于弥散神经内分泌细胞源性的甲状腺癌是(　　　)

A. 滤泡状癌　　　　　　B. 髓样癌　　　　　C. 嗜酸细胞癌　　　D. 小细胞型未分化癌

E. 梭形细胞型未分化癌

8. 糖尿病是(　　　)

A. 可并发苯丙酮尿症　　　　　　　B. 体内胰岛素相对或绝对不足

C. 靶细胞对胰岛素敏感性升高　　　D. 胰岛素本身存在生物活性缺陷

E. 临床上表现为多饮、多食、多尿、体重增加

9. 甲状腺癌的组织类型, 除外(　　　)

A. 鳞状复层上皮癌　　　B. 乳头状癌　　　　C. 滤泡癌　　　　　D. 髓样癌

E. 未分化癌

10. 以下不是弥漫性毒性甲状腺肿临床表现的是(　　　)

A. 基础代谢率和神经兴奋性增高　　　　B. 心悸、多汗、烦热、脉快

C. 多食、肥胖、亢奋　　　　　　　　　D. 突眼

E. T_3、T_4 高

11. 具有"甲亢"表现的是(　　)

A. 弥漫性非毒性甲状腺肿　　　　　　　B. 弥漫性毒性甲状腺肿

C. 甲状腺腺瘤　　　　　　　　　　　　D. 地方性甲状腺肿

E. 大脖子病

12. 弥漫性毒性甲状腺肿的发病机制,除外(　　)

A. 自身免疫性疾病　　　B. 遗传因素　　　C. 精神创伤

D. 血中存在与 TRH 受体结合的抗体　　　E. 存在多种抗甲状腺的自身抗体

13. 原发性糖尿病可分为(　　)

A. 1 型和 2 型　　　　　B. A 型和 B 型　　　C. α 型和 β 型

D. 成年型和老年型　　　E. 原发型和继发型

二、填空题

1. 弥漫性毒性甲状腺肿又叫＿＿＿＿＿＿＿＿。

2. 弥漫性毒性甲状腺肿镜下主要改变为＿＿＿＿＿＿、＿＿＿＿＿＿和＿＿＿＿＿＿。

3. 甲状腺腺瘤组织学类型主要是＿＿＿＿＿＿＿,可分为＿＿＿＿＿＿、＿＿＿＿＿＿、

＿＿＿＿＿＿、＿＿＿＿＿＿、＿＿＿＿＿＿和＿＿＿＿＿＿等。

4. 甲状腺癌主要分为＿＿＿＿＿＿、＿＿＿＿＿＿和＿＿＿＿＿＿三类。

三、名词解释

1. 糖尿病

2. 甲状腺腺瘤

四、问答题

1. 试说明甲状腺乳头状癌的病理组织学特点及其与预后的关系。

2. 比较 1 型糖尿病与 2 型糖尿病的异同。

（夏素娟）

第十三节　传染病

一、选择题(请从 A、B、C、D、E 五个备选答案中选择一个最佳答案)

1. 对结核病诊断最有价值的基本病理变化是(　　)

A. 含大量淋巴细胞和巨噬细胞的渗出液　　B. 灰白色粟粒大小结节

C. Langhans 巨细胞　　　　　　　　　　D. 干酪样坏死

E. 类上皮细胞

2.有关原发性肺结核的描述,错误的是(　　　)

A.指初次感染结核菌而在肺内发生的病变　B.肺原发综合征形成

C.原发灶及淋巴结不发生干酪样坏死　　　D.可发生血行播散到各器官

E.结核分枝杆菌常经淋巴道引流到肺门淋巴结

3.关于继发性肺结核的描述,正确的是(　　　)

A.多发生于儿童　　　　　B.常侵犯肺门淋巴结　C.病变常经血管播散

D.病变多开始于肺中叶　　E.病变易沿支气管播散

4.结核结节主要由什么细胞构成?(　　　)

A.浆细胞　　　　　　　B.淋巴细胞　　　　　C.成纤维细胞

D.上皮样细胞和 Langhans 巨细胞　　　　　E.中性粒细胞

5.原发性肺结核的肺内原发灶常位于(　　　)

A.肺尖　　　　　　　B.肺上叶下部或下叶上部靠近胸膜处　　　C.肺门

D.肺膈面　　　　　　E.肺底

6.关于原发性肺结核的描述,正确的是(　　　)

A.仅发生于儿童　　　　　　　　　B.常见的死亡原因为结核性脑膜炎

C.病变在肺内易沿支气管播散　　　D.如不经过积极治疗,难以痊愈

E.咯血是常见的死亡原因之一

7.以下哪一项不是结核转向愈合时的改变?(　　　)

A.吸收消散　　　　　　　B.钙化　　　　　　　C.纤维包裹

D.病灶周围出现渗出、继发坏死以及溶解液化　　E.纤维化

8.最常见的继发性结核病是(　　　)

A.局灶型肺结核　　　B.浸润型肺结核　　　C.慢性纤维空洞型肺结核

D.干酪性肺炎　　　　E.结核球

9.浸润型肺结核的病变特点是(　　　)

A.以坏死为主　　　　　B.以渗出为主　　　C.以增生为主

D.三种病变同时存在　　E.原发综合征

10.慢性纤维空洞型肺结核病的特点是(　　　)

A.急性空洞　　　　　B.薄壁空洞　　　C.厚壁空洞　　　D.多个空洞

E.以渗出性病变为主

11.原发性肺结核病的病变特征是(　　　)

A.原发病灶　　　　B.原发综合征　　　C.结核结节　　　D.干酪样坏死

E.渗出性病变

12.结核病引起的组织坏死多为(　　　)

A.液化性坏死　　　B.干酪样坏死　　　C.碎片状坏死　　　D.桥接坏死

E.大片坏死

13.伤寒的特征性病变是(　　　)

A.肠道溃疡　　　　B.脾肿大　　　C.肝肿大　　　D.腹直肌变性

E.伤寒肉芽肿

14. 下列哪一项不是伤寒的临床表现(　　)

A. 相对缓脉　　　　　　B. 皮肤玫瑰疹　　　　C. 脾肿大

D. 白细胞计数增多　　　E. 高热

15. 伤寒病理变化的主要特征是(　　)

A. 肠道溃疡　　　　　　　　　B. 脾肿大　　　　C. 胆囊炎

D. 全身单核-巨噬细胞系统增生　E. 支气管肺炎

16. 肠伤寒最严重的并发症是(　　)

A. 肠出血　　　　B. 肠穿孔　　　　C. 肠梗阻　　　　D. 肠腔狭窄

E. 支气管肺炎

17. 细菌性痢疾的好发部位是(　　)

A. 结肠上段　　　B. 回肠　　　　C. 直肠和乙状结肠　D. 空肠

E. 盲肠

18. 肠伤寒常见的并发症是(　　)

A. 肠穿孔、支气管肺炎、脑膜炎　　　B. 肠出血、中毒性心肌炎、脑膜炎

C. 胆囊炎、脑炎、支气管肺炎　　　　D. 肠出血、肠穿孔及支气管肺炎

E. 胆囊炎、肠梗阻、腹膜炎

19. 急性细菌性痢疾的典型病变为(　　)

A. 假膜性炎　　　B. 浆液性炎　　　C. 卡他性炎　　　D. 表面化脓性炎

E. 出血性炎

20. 男,20 岁,腹痛、腹泻、里急后重 2 天。大便初为水样,后转为黏液脓血便,最可能的诊断为(　　)

A. 阿米巴痢疾　　　B. 细菌性食物中毒　　　C. 消化不良性腹泻

D. 急性肠炎　　　　E. 细菌性痢疾

21. 肠伤寒时溃疡的特点是(　　)

A. 呈烧瓶状,口小底大　　　　B. 呈椭圆形,其长轴平行于肠的长轴

C. 呈浅表的地图形　　　　　　D. 不规则,边缘呈火山口样隆起

E. 呈环形、带状包绕肠管

22. 流行性乙型脑炎最具特征性的病变是(　　)

A. 噬神经细胞现象　　　　B. 卫星现象　　　C. 筛网状软化灶

D. 淋巴细胞袖套现象　　　E. 胶质结节

23. 流行性乙型脑炎是(　　)

A. 变质性炎　　　B. 浆液性炎　　　C. 假膜性炎　　　D. 化脓性炎

E. 增生性炎

24. 流行性脑脊髓膜炎是(　　)

A. 变质性炎　　　B. 浆液性炎　　　C. 假膜性炎　　　D. 化脓性炎

E. 增生性炎

25. 细菌性痢疾的主要传播途径为(　　)

A. 消化道　　　B. 输血　　　C. 注射　　　D. 性接触

E. 呼吸道

26. 流行性脑脊髓膜炎主要累及(　　)

A. 软脑膜和蛛网膜下隙　　　　　　　B. 硬脑膜和蛛网膜下隙

C. 软脑膜和硬脑膜　　　　　　　　　D. 脊髓

E. 脑实质

27. 血吸虫病引起的肝硬化为(　　)

A. 胆汁性肝硬化　　　　B. 坏死后肝硬化　　　C. 门脉性肝硬化

D. 淤血性肝硬化　　　　E. 干线性肝硬化

28. 血吸虫病的病变主要由_____所致(　　)

A. 虫卵　　　　　　B. 毛蚴　　　　　　C. 尾蚴　　　　　　D. 童虫

E. 成虫

29. 血吸虫病肠道病变最严重的是(　　)

A. 结肠上段　　　　　B. 回肠　　　　　C. 直肠和乙状结肠

D. 空肠　　　　　　　E. 盲肠

30. 流行性脑脊髓膜炎的病理改变主要的是(　　)

A. 筛状软化灶　　　　B. 淋巴细胞袖套现象　　　C. 蛛网膜下隙中大量中性粒细胞

D. 胶质结节　　　　　E. 神经细胞变性、坏死

31. 下列病变不属于三期梅毒的是(　　)

A. 树胶样肿　　　　　　　B. 脊髓瘤　　　　　　　C. 硬下疳

D. 梅毒性主动脉炎　　　　E. 麻痹性痴呆

32. 尖锐湿疣的特征性病变是(　　)

A. 凹空细胞　　　　　B. 类上皮细胞　　　C. 阿少夫细胞　　　D. 镜影细胞

E. 伤寒细胞

33. 二期梅毒的主要病变是(　　)

A. 硬下疳　　　　　　B. 梅毒疹　　　　　C. 树胶样肿

D. 梅毒性主动脉炎　　E. 梅毒性脑病

34. 淋病是(　　)

A. 变质性炎　　　　　B. 浆液性炎　　　　C. 假膜性炎　　　　D. 化脓性炎

E. 增生性炎

35. 艾滋病的传播途径不包括(　　)

A. 输血　　　　　　　B. 注射　　　　　　C. 性接触　　　　　D. 垂直传播

E. 蚊子叮咬

36. 艾滋病的病理变化不包括(　　)

A. 淋巴组织萎缩　　　B. 机会性感染　　　C. Kaposi 肉瘤　　　D. 华 – 佛巨细胞

E. HIV 直接侵犯 CD8$^+$ T 细胞

二、填空题

1. 结核病的特征性病变有_____和_____。

2. 结核病的转归有_____、_____、_____和_____。

3. 结核病的播散方式有_____、_____、_____。原发性肺结核主要通

过_____和_____播散；继发性肺结核主要通过_____播散。

4. 结核病的主要传播途径是_____。

5. 临床上最常见的继发性肺结核类型是_____，病变多位于_____，以_____病变为主。

6. 继发性肺结核是指机体_____感染结核分枝杆菌所引起的肺结核病，多见于_____。

7. 细菌性痢疾是一种主要由_____引起的_____炎。

8. 原发性肺结核病是指机体_____感染结核分枝杆菌而引起的肺结核病，多见于_____，病变常位于_____靠近胸膜处，表现为_____。

9. 继发性肺结核的类型有_____、_____、_____、_____和_____。

10. 细菌性痢疾的病变主要发生于_____，以_____和_____为重。

11. 伤寒是由_____引起的急性_____炎症，主要病变为_____。

12. 伤寒肠道病变可分为_____、_____、_____和_____四期。

13. 伤寒常见并发症包括_____、_____和_____，其中最严重的并发症是_____。

14. 流行性脑脊髓膜炎是由_____引起的脑脊髓膜的急性_____炎症，病变主要累及_____和_____。

15. 流行性乙型脑炎是由_____引起的_____炎，其主要传播媒介为_____和_____等。

16. 血吸虫病的主要病变特点是_____的形成。

17. 血吸虫病肠道病变以_____和_____最为显著。

18. 根据其发展过程，血吸虫病虫卵结节可分为_____和_____。

19. 淋病是由_____引起的主要发生于泌尿、生殖系统的_____炎。

20. 尖锐湿疣是由_____感染所引起的 STD，特征性病变为表皮浅层有_____形成。

21. 后天性梅毒可分三期，即_____、_____和_____。

22. 一期梅毒主要表现为_____；二期梅毒主要表现为_____。

23. 艾滋病是由_____感染所引起的以_____为主要特征的传染病。

24. 艾滋病的主要传播途径有_____、_____和_____。

三、名词解释

1. 结核结节
2. 结核球
3. 原发综合征
4. 伤寒肉芽肿
5. 假结核结节

四、问答题

1. 简述结核病的基本病变及结局。

2. 简述原发性肺结核和继发性肺结核的区别。

3. 简述伤寒的肠道病变特点及常见并发症。

4. 简述乙脑的主要传播媒介和病变特点。

5. 简述常见性病的病因、传播途径和病变特点。

（吴新刚）

第十四节　常见病理生理过程

一、选择题（请从 A、B、C、D、E 五个备选答案中选择一个最佳答案）

1. 高渗性脱水是指（　　）

A. 失水 > 失钠，细胞外液渗透压 > 310 mmol/L、血清钠 > 150 mmol/L 的脱水

B. 失水 > 失钠，细胞外液渗透压 > 280 mmol/L、血清钠 > 130 mmol/L 的脱水

C. 失水 > 失钠，细胞外液渗透压 < 310 mmol/L、血清钠 < 150 mmol/L 的脱水

D. 失水 > 失钠，细胞外液渗透压 < 280 mmol/L、血清钠 < 130 mmol/L 的脱水

E. 失水 < 失钠，细胞外液渗透压 = 280 mmol/L、血清钠 = 150 mmol/L 的脱水

2. 下列哪项不是高渗性脱水的原因（　　）

A. 水源缺乏　　　　　B. 大量出汗　　　　　C. 尿崩症　　　　　D. 长期服用呋塞米

E. 饮水困难

3. 脱水热产生的原因是（　　）

A. 体温调节中枢调定点上移　　　　　B. 体温调节中枢功能障碍

C. 产热增加和散热减少　　　　　D. 散热减少

E. 产热增加

4. 患者口渴、尿少，尿中钠高，血清钠 > 150 mmol/L，其水、电解质平衡紊乱的类型是

（　　）

A. 等渗性脱水　　　　　B. 水中毒　　　　　C. 高渗性脱水　　　　　D. 水肿

E. 低渗性脱水

5. 高温下作业的工人只大量饮水可发生（　　）

A. 高渗性脱水　　　　　B. 低渗性脱水　　　　　C. 等渗性脱水　　　　　D. 水肿

E. 水中毒

6. 低渗性脱水时，首先出现（　　）

A. 细胞外液渗透压升高　　　　　B. 细胞外液渗透压降低

C. 血浆渗透压增加　　　　　D. 组织间液渗透压增加

E. 细胞外液渗透压正常

7.低渗性脱水时丢失的体液主要是( )

A.细胞内液　　　　　　B.细胞外液　　　　　C.血浆　　　　　　D.淋巴液

E.细胞内、外液

8.低渗性脱水患者皮肤弹性降低、眼窝凹陷主要是由于( )

A.血容量减少　　　　B.细胞内液减少　　　　C.淋巴液减少　　D.组织间液减少

E.细胞外液减少

9.下列哪项水、电解质代谢紊乱，早期易发生休克( )

A.高渗性脱水　　　　　B.低渗性脱水　　　C.等渗性脱水　　　　D.低钾血症

E.高钾血症

10.给严重低渗性脱水患者输入大量水分而未补钠盐可引起( )

A.高渗性脱水　　　　B.等渗性脱水　　　　C.水中毒　　　　　D.低钾血症

E.水肿

11.下列哪一项不是等渗性脱水的特征( )

A.血钠浓度低于正常　　　　B.口渴、尿少　　　　C.血压降低

D.血浆渗透压正常　　　　　E.脱水体征

12.下列哪一项不是低钾血症的原因( )

A.长期使用呋塞米(速尿)　B.代谢性酸中毒　　　　C.进食困难

D.醛固酮分泌增多　　　　　E.代谢性碱中毒

13.急性轻度低钾血症对心肌组织的影响是( )

A.心肌兴奋性增高、传导性增高、自律性增高、收缩性增高

B.心肌兴奋性增高、传导性降低、自律性增高、收缩性增高

C.心肌兴奋性降低、传导性降低、自律性降低、收缩性降低

D.心肌兴奋性增高、传导性增高、自律性降低、收缩性降低

E.心肌兴奋性降低、传导性降低、自律性增高、收缩性增高

14.低钾血症时机体最主要的变化是( )

A.神经肌肉兴奋性降低　　　　　　　B.心肌兴奋性降低

C.心肌自律性降低　　　　　　　　　D.心肌传导性增高

E.代谢性酸中毒

15.某患者消化道手术后禁食一周，仅静脉输入葡萄糖盐水，此时最易发生的电解质紊乱是( )

A.低钠血症　　　　　B.低钙血症　　　C.低钾血症　　　　　D.低镁血症

E.低磷血症

16.细胞内的钾转移到细胞外引起高钾血症常见于( )

A.碱中毒　　　　　　　　　　　　B.静脉输入大量葡萄糖

C.静脉输入大量胰岛素　　　　　　D.血管内溶血

E.静脉输入大量氨基酸

17.大面积肌肉挤压伤患者易出现( )

A.低钾血症　　　　B.低镁血症　　　C.低钠血症　　　　D.高钾血症

E.高钠血症

18.大量输入库存血可能会导致(　　　)

A.高钾血症　　　　　B.高镁血症　　　　C.高钠血症　　　　D.高钙血症

E.高磷血症

19.急性轻度高钾血症、对神经肌肉的影响是(　　　)

A.兴奋性增高,肌肉萎软无力　　　　　B.兴奋性降低,肌肉弛缓性麻痹

C.兴奋性增高,肌肉弛缓性麻痹　　　　D.兴奋性降低,肌肉萎软无力

E.兴奋性增高,感觉异常、肌肉疼痛、肌束震颤

20.下列何种情况最容易引起高钾血症(　　　)

A.急性肾衰竭多尿期　B.原发性醛固酮增多症　　C.大量应用呋塞米(速尿)

D.大量应用氨苯蝶啶　E.大量应用胰岛素

21.高钾血症和低钾血症均可引起(　　　)

A.代谢性酸中毒　　　B.代谢性碱中毒　C.肾小管泌氢增加　D.心律失常

E.小管泌钾增加

22.下述哪项关于水肿的叙述不正确(　　　)

A.过多的液体在组织间隙或体腔中积聚成为水肿　B.细胞内液体过多称为积水

C.水肿是许多疾病时一种常见的病理过程　　　　D.水肿不是独立的疾病

E.体腔内过多液体积聚称为积水

23.下列哪项因素不会导致血管内外液体交换失衡(　　　)

A.毛细血管血压升高　　　　　　　　B.血浆胶体渗透压下降

C.毛细血管壁通透性增加　　　　　　D.肾小球滤过率增加

E.淋巴回流受阻

24.造成血浆胶体渗透压降低的主要原因有(　　　)

A.血浆白蛋白减少　　B.血浆球蛋白减少　　　C.血液浓缩

D.血浆珠蛋白减少　　E.血 Na^+ 含量降低

25.水肿时造成全身钠、水潴留的基本机制是(　　　)

A.毛细血管血压升高　　　　　　　　B.血浆胶体渗透压下降

C.肾小球–肾小管失平衡　　　　　　D.肾小球滤过增加

E.静脉回流受阻

26.维持正常机体钠水动态平衡最重要的脏器是(　　　)

A.皮肤　　　　　　　B.肺　　　　　　C.肝　　　　　　　D.胃肠道

E.肾

27.右心衰竭时,毛细血管血压升高是由于(　　　)

A.体循环静脉回流障碍　　　　　　　B.钠、水潴留

C.淋巴回流增加　　　　　　　　　　D.迷走神经系统兴奋

E.微动脉收缩

28.细胞毒性脑水肿是指(　　　)

A.脑细胞内液含量增加　　　　　　　B.脑容积增大

C.脑细胞外液增加　　　　　　　　　D.脑组织内液体含量增加

E.脑动脉内血量增加

29. 血管源性脑水肿发生的主要机制是（   ）

A. 脑内毛细血管血压增高 B. 血浆胶体渗透压下降

C. 脑内毛细血管壁通透性增加 D. 淋巴回流障碍

E. 脑组织间流体静压增高

30. 急性左心衰竭时肺水肿发生的主要机制是（   ）

A. 肺静脉回流受阻 B. 肺淋巴循环受阻

C. 血浆胶体渗透压降低 D. 微血管壁通透性增高

E. 肺泡上皮细胞水中变形

31. 某女性乳腺癌患者进行乳腺根治术后引起同侧上肢水肿，其水肿发生的主要机制是（   ）

A. 失血使血浆胶体渗透压降低 B. 静脉淤血使毛细血管内压增高

C. 局部组织损伤使微血管壁通透性增高 D. 炎性水肿

E. 腋窝下淋巴结切除使淋巴回流受阻

32. 心性水肿最早出现在（   ）

A. 身体下垂的部位 B. 颜面部 C. 背部 D. 下肢

E. 眼睑

33. 缓冲固定酸的最主要缓冲系统是（   ）

A. 碳酸氢盐缓冲系统 B. 磷酸盐缓冲系统 C. 血浆蛋白缓冲系统

D. 还原血红蛋白缓冲系统 E. 氧合血红蛋白缓冲系统

34. 判断酸碱平衡紊乱是否为代偿性的主要指标是（   ）

A. 标准碳酸氢盐 B. 实际碳酸氢盐 C. pH

D. 动脉血二氧化碳分压 E. 碱剩余

35. BE 负值增大可见于（   ）

A. 代谢性酸中毒 B. 代谢性碱中毒 C. 急性呼吸性碱中毒

D. 急性呼吸性酸中毒 E. 慢性呼吸性酸中毒

36. 血浆 $[HCO_3^-]$ 原发性增高可见于（   ）

A. 代谢性酸中毒 B. 代谢性碱中毒 C. 呼吸性碱中毒

D. 呼吸性酸中毒 E. 呼吸性酸中毒合并代谢性酸中毒

37. 血浆 $[HCO_3^-]$ 代偿性增高可见于（   ）

A. 代谢性酸中毒 B. 代谢性碱中毒 C. 慢性呼吸性酸中毒

D. 慢性呼吸性碱中毒 E. 呼吸性碱中毒合并代谢性碱中毒

38. 代谢性酸中毒时细胞外液 $[H^+]$ 升高，常与细胞内哪种离子进行交换（   ）

A. Na^+ B. K^+ C. Cl^- D. HCO_3^-

E. Ca^{2+}

39. 单纯性代谢性酸中毒时不可能出现哪种变化？（   ）

A. pH 降低 B. $PaCO_2$ 降低 C. SB 降低 D. BB 降低

E. BE 为正值

40. 可以区分高血氯性或正常血氯性代谢性酸中毒的指标是（   ）

A. pH B. $PaCO_2$ C. SB D. BB

E. AG

41. 下列哪项可以引起 AG 增大型代谢性酸中毒(　　)

A. 服用含氯酸性药物过多　　　B. 酮症酸中毒　　　　　C. 应用碳酸酐酶抑制剂

D. 远端肾小管性酸中毒　　　　E. 腹泻

42. 纠正呼吸性酸中毒的最根本的措施是(　　)

A. 吸氧　　　　　　　B. 改善肺泡通气量　　　C. 给予 $NaHCO_3$　　　D. 抗感染

E. 给予乳酸钠

43. 碱中毒时出现手足抽搐的主要原因是(　　)

A. 血钠降低　　　　　B. 血钾降低　　　　C. 血镁降低　　　　　D. 血钙降低

E. 血磷降低

44. 代谢性碱中毒时机体主要的代偿方式是(　　)

A. 肺泡通气量增加　　　B. 细胞外氢离子移入细胞内　　C. 细胞内钾离子外移

D. 肾小管重吸收 HCO_3^- 增加　　　　　　E. 肾小管泌氢、泌氨减少

45. 某患者动脉血气分析示 pH 7.31，SB 16 mmol/L，$PaCO_2$ 36 mmHg，其酸碱平衡紊乱的类型是(　　)

A. 代谢性酸中毒　　　B. 代谢性碱中毒　　C. 呼吸性酸中毒　　　D. 呼吸性碱中毒

E. 呼吸性酸中毒合并代谢性酸中毒

46. 乏氧性缺氧又称为(　　)

A. 低张性低氧血症　　　B. 等张性低氧血症　　　C. 缺血性缺氧　　D. 淤血性缺氧

E. 低动力性缺氧

47. 严重贫血可引起(　　)

A. 循环性缺氧　　　　B. 乏氧性缺氧　　　C. 血液性缺氧　　　D. 组织中毒性缺氧

E. 低动力性缺氧

48. 血液性缺氧时(　　)

A. 血氧容量正常、血氧含量降低　　　　B. 血氧容量降低、血氧含量正常

C. 血氧含量、血氧容量一般均正常　　　D. 血氧含量、血氧容量一般均降低

E. 血氧容量增加、血氧含量降低

49. 下列哪种物质可使亚铁血红蛋白转变成高铁血红蛋白而导致缺氧的发生(　　)

A. 硫酸盐　　　　　　B. 尿素　　　　　C. 亚硝酸盐　　　　　D. 肌酐

E. 乳酸

50. 静脉血短路(分流)流入动脉可造成(　　)

A. 血液性缺氧　　　　B. 缺血性缺氧　　　C. 淤血性缺氧　　　　D. 乏氧性缺氧

E. 组织中毒性缺氧

51. 缺氧是由于(　　)

A. 组织供氧不足或组织利用氧障碍　　　B. 吸入气中氧含量减少

C. 血液中氧分压降低　　　　　　　　　D. 血液中氧含量降低

E. 血液中氧容量降低

52. 正常人进入高原或通风不良的矿井中发生缺氧的原因是(　　)

A. 吸入气的氧分压降低　　　　　　　　B. 肺气体交换障碍

C.循环血量减少　　　　　　　　　　D.血液携氧能力降低

E.组织血流量减少

53.对缺氧最敏感的器官是(　　　)

A.心脏　　　　　　　B.大脑　　　　　　C.肺　　　　　　D.肾

E.胃肠道

54.左心衰竭并发急性肺水肿的患者缺氧的类型有(　　　)

A.低张性缺氧　　　　B.血液性缺氧　　　C.循环性缺氧　　　D.组织性缺氧

E.混合性缺氧

55.一旦发生氧中毒而病情不宜立即停氧时应改为(　　　　)

A.间断吸入高压氧　　B.吸入低浓度氧　　　　C.高、低浓度氧交替吸入

D.吸入纯氧　　　　　E.气管切开

56.发热是体温调定点(　　　)

A.上移引起的主动性体温升高　　　　B.下移引起的主动性体温升高

C.上移引起的被动性体温升高　　　　D.下移引起的被动性体温升高

E.不变引起的主动性体温升高

57.下述哪种情况的体温升高属于发热(　　　)

A.妇女月经前期　　B.妇女妊娠期　　　C.剧烈运动后　　　D.中暑

E.肺炎

58.有关发热的概念中哪项是正确的(　　　)

A.体温超过正常值0.5℃　　　　　　B.产热过程超过散热过程

C.散热过程超过产热过程　　　　　　D.是体温调节中枢调定点上移所致

E.由体温调节中枢调节功能障碍引起

59.外源性致热原引起发热的机制是(　　　)

A.激活局部的血管内皮细胞,释放致炎物质　B.刺激局部的神经末梢,释放神经介质

C.直接作用于下丘脑的体温调节中枢　　　D.促进内源性致热原的产生和释放

E.加速分解代谢,产热增加

60.外源性致热原的作用部位是(　　　)

A.下丘脑体温调节中枢　　　B.皮肤血管　　　　C.产EP细胞

D.骨骼肌　　　　　　　　　E.汗腺

61.寒战是由于(　　　)

A.全身性骨骼肌不随意的周期性收缩　　B.全身性骨骼肌不随意的僵直性收缩

C.下肢骨骼肌不随意的周期性收缩　　　D.竖毛肌周期性收缩

E.竖毛肌不随意收缩

62.下述哪一项不属于内生致热原(　　　)

A.IL－1　　　　　　B.TNF　　　　　　C.干扰素　　　　D.MIP－1

E.黏附蛋白

63.不属于发热激活物的是(　　　)

A.细菌　　　　　　　B.病毒　　　　　C.抗原－抗体复合物　D.硅酸盐结晶

E.巨噬细胞

64. 发热高峰期的热代谢特点是( )

A. 产热超过散热　　　B. 产热与散热在高水平上相对平衡　　C. 散热明显减少

D. 辐射热明显减少　　E. 对流热明显减少

65. 体温上升期热代谢特点是( )

A. 散热减少，产热增加，体温升高　　　　B. 产热减少，散热增加，体温升高

C. 散热减少，产热增加，体温保持高水平　D. 产热减少，散热增加，体温恒定

E. 产热与散热在高水平上相对平衡，体温保持高水平

66. 下列对发热患者的处理哪项不正确( )

A. 寻找病因，针对病因治疗　　　　　　　B. 对一般发热解热有利疾病康复

C. 补充维生素　　　　　　　　　　　　　D. 注意水盐代谢，预防脱水

E. 进食易消化营养物质

67. DIC 最主要的特征是( )

A. 广泛微血栓形成　　　B. 凝血因子大量消耗　　　C. 纤溶过程亢进

D. 凝血功能紊乱　　　E. 严重出血

68. 下述哪项不是 DIC 的病因( )

A. 外科大手术　　　　　B. 恶性肿瘤　　　　C. 挤压综合征

D. 单核吞噬细胞系统功能抑制　　　　　E. 产科意外

69. 大量组织因子入血的后果是( )

A. 激活内源性凝血系统　　　　　　　　B. 激活外源性凝血系统

C. 激活补体系统　　　　　　　　　　　D. 激活纤溶系统

E. 激活激肽系统

70. 下列哪一项是 DIC 的直接原因( )

A. 血液高凝状态　　　　B. 肝功能障碍　　　C. 血管内皮细胞受损

D. 单核吞噬细胞功能抑制　　　　　E. 高脂血症

71. DIC 时血液凝固障碍的特点是( )

A. 血液凝固性持续升高　　　　　　　B. 先低凝后高凝

C. 高凝与低凝相互交替　　　　　　　D. 先高凝后低凝

E. 血液凝固性持续降低

72. DIC 患者出血的主要原因是( )

A. 凝血系统被激活　　　B. 纤溶系统被激活　　　C. 凝血和纤溶系统同时被激活

D. 凝血系统活性 > 纤溶系统活性　　　　　　E. 纤溶系统活性 > 凝血系统活性

73. 下述哪一项不是 DIC 时产生休克的机制( )

A. 回心血量减少　　　B. 出血　　　　C. 补体激活　　　　D. 儿茶酚胺增多

E. FDP 形成

74. DIC 造成的贫血属于( )

A. 缺铁性贫血　　　　B. 中毒性贫血　　　C. 大细胞性贫血　　　D. 溶血性贫血

E. 失血性贫血

75. DIC 与休克的关系是( )

A. 互为因果　　　　　B. 毫不相干　　　C. DIC 为因，休克为果

D. 休克为因，DIC 为果　　　E. 必然共存

76. 组织严重损伤引起 DIC 的主要机制是(　　　)

A. 凝血因子Ⅻ被激活　　　　　　　　B. 红细胞损伤释放出大量 ADP

C. 血小板大量黏附聚集　　　　　　　D. 组织因子大量入血

E. 白细胞损伤释放出大量促凝物质

77. 休克的主要特征是(　　　)

A. 心输出量降低　　　B. 动脉血压降低　　　C. 组织微循环灌流量锐减

D. 外周阻力升高　　　E. 外周阻力降低

78. 休克早期自身输血作用主要表现在(　　　)

A. 容量血管收缩，回心血量增加　　　　B. 抗利尿激素增多，水重吸收增加

C. 醛固酮增多，钠水量吸收增多　　　　D. 组织液回流量增多

E. 动 - 静脉吻合支开放，回心血量增加

79. 休克早期动脉血压变化特点是(　　　)

A. 升高　　　B. 降低　　　C. 变化不明显　　　D. 先降后升

E. 先升后降

80. 休克早期血流量改变不明显的脏器是(　　　)

A. 心脏　　　B. 肝　　　C. 肾　　　D. 肺

E. 脾

81. 休克早期微循环变化特点是(　　　)

A. 微动脉端收缩，微静脉端舒张　　　　B. 微动脉端收缩，微静脉端收缩

C. 微动脉端舒张，微静脉端舒张　　　　D. 微动脉端舒张，微静脉端收缩

E. 微动脉端收缩程度大于微静脉端收缩

82. 在感染性休克中起关键作用的体液因子是(　　　)

A. 肿瘤坏死因子　　　B. 血小板活化因子　　　C. 血栓素 A2　　　D. 内毒素

E. 心肌抑制因子

83. 低血容量性休克早期最易受损的器官是(　　　)

A. 心脏　　　B. 肝　　　C. 脾　　　D. 肺

E. 肾

84. 高排低阻性休克可见于(　　　)

A. 失血性休克　　　B. 创伤性休克　　　C. 烧伤性休克　　　D. 心源性休克

E. 感染性休克

85. 休克治疗时应遵循的补液原则是(　　　)

A. 失多少，补多少　　　B. 需多少，补多少　　　C. 宁多勿少　　　D. 宁少勿多

E. 血压变化不明显时可不必补液

86. 成年人急性失血，失血量超过总血量的____时可发生休克(　　　)

A. 5%　　　B. 10%　　　C. 15%　　　D. 20%

E. 25%

二、填空题

1. 根据细胞外液渗透压的不同，脱水可分为_____、_____和_____三种类型。

2. 高渗性脱水的补液原则是_____；低渗性脱水的补液原则是_____。

3. 临床上最常见的脱水类型是_____。

4. 低渗性脱水时以丢失_____为主。

5. 反常性酸性尿常见于_____；反常性碱性尿常见于_____。

6. 重度高钾血症时，心肌的兴奋性_____，自律性_____，传导性_____。

7. 水肿的发生主要与_____和_____的液体交换失衡有关。

8. 常见的水肿类型有_____、_____、_____等。

9. 血浆$[H_2CO_3]$原发性增高见于_____；血浆$[H_2CO_3]$原发性减少见于_____。

10. 临床上最常见的酸碱平衡紊乱类型是_____。

11. 根据缺氧的原因和血氧变化特点，缺氧可分为_____、_____、_____和_____四类。

12. 血液性缺氧常见的原因有_____、_____、_____、_____等。

13. 常用的血氧指标有_____、_____、_____、_____、_____。

14. 氧疗效果最好的缺氧类型是_____。

15. 发热是指在_____的作用下使体温调节中枢的_____上移而引起的调节性体温升高。

16. 体温升高分为生理性和病理性两种，病理性体温升高分为_____和_____。

17. 体温调节的高级中枢位于_____。

18. 内生致热原有_____、_____、_____、_____等。

19. DIC 的发展过程可分为_____、_____、_____三期。

20. 根据代偿情况可将 DIC 分为_____、_____、_____三型。

21. 休克的三个始动环节是_____、_____和_____。

22. 休克早期、休克期、休克晚期微循环灌流特点分别是_____、_____、_____。

23. 休克时最常出现的酸碱平衡紊乱类型是_____。

三、名词解释

1. 高渗性脱水

2. 低渗性脱水

3. 高钾血症

4. 低钾血症

5. 酸碱平衡紊乱

6. 代谢性酸中毒

7. 呼吸性碱中毒

8. 缺氧

9. 发绀

10. 氧中毒

11. 发热

12. 致热原

13. DIC

14. 休克

15. 休克肺

四、问答题

1. 试比较三种类型脱水的异同点。

2. 简述低钾血症的常见原因，说明如何合理补钾。

3. 简述水肿的发生机制。

4. 反映酸碱平衡紊乱的指标主要有哪些？简述其意义。

5. 简述常用血氧指标的意义。

6. 一氧化碳中毒属于哪一类型的缺氧？简述其发生机制。

7. 简述发热的时相、临床特点和代谢特点。

8. 简述 DIC 患者出现出血和休克的主要机制。

9. 休克早期、休克期及休克晚期患者各有何临床表现？简述其机制。

（黄　谦）

第十五节　重要器官功能衰竭

一、选择题（请从 A、B、C、D、E 五个备选答案中选择一个最佳答案）

1. 呼吸衰竭是因为（　　）

A. 外呼吸功能严重障碍　　　　　　　B. 内呼吸功能严重障碍

C. 血液不能携氧　　　　　　　　　　D. 组织细胞不能利用氧

E. 肺通气障碍

2. 任何呼吸衰竭均可出现（　　）

A. 低氧血症　　　　　B. 高碳酸血症　　　　C. 低氧血症伴高碳酸血症

D. 低氧血症伴低碳酸血症　　　　　　E. 高氧血症伴高碳酸血症

3. 大量胸腔积液的患者可出现（　　）

A. 限制性通气不足　　　B. 阻塞性通气不足　　　C. 弥散障碍

D. 肺泡通气与血流比值失调　　　　　E. 肺内动 - 静脉分流增加

4. 限制性通气不足不包括(　　　)

A. 呼吸中枢受损　　　　B. 呼吸肌运动障碍　　　　C. 胸廓顺应性降低

D. 呼吸道狭窄　　　　E. 肺顺应性降低

5. Ⅱ型呼吸衰竭的特点是(　　　)

A. $PaO_2 < 8.0kPa(60\ mmHg)$ 和 $PaCO_2 > 6.67\ kPa(50\ mmHg)$

B. $PaCO_2 > 6.67\ kPa(50\ mmHg)$

C. $PaO_2 < 8.0kPa(60\ mmHg)$ 和 $PaCO_2 < 6.67\ kPa(50\ mmHg)$

D. $PaO_2 < 8.0kPa(60\ mmHg)$

E. $PaO_2 > 8.0kPa(60\ mmHg)$ 和 $PaCO_2 > 6.67\ kPa(50\ mmHg)$

6. 静脉血掺杂是由于(　　　)

A. 部分肺泡通气不足　　　　B. 部分肺泡血流不足　　　　C. 肺顺应性降低

D. 呼吸膜面积减少　　　　E. 呼吸膜厚度增加

7. 死腔样通气是由于(　　　)

A. 部分肺泡血流减少而通气正常　　　　B. 部分肺泡通气减少而血流正常

C. 通气、血流比值低于正常　　　　D. 动 - 静脉短路

E. 肺顺应性降低

8. 目前认为肺性脑病的发生机制主要是(　　　)

A. PaO_2 过低　　　　B. $PaCO_2$ 过高　　　　C. 酸中毒

D. 电解质紊乱　　　　E. 缺氧

9. 某危重患者呼吸逐渐加强,又逐渐减弱,直至暂停,周而复始,这种呼吸称为(　　　)

A. 间歇呼吸　　　　B. 潮式呼吸　　　　C. 抽泣样呼吸　　　　D. 吸气样呼吸

E. 叹气样呼吸

10. Ⅱ型呼吸衰竭患者输氧的原则是(　　　)

A. 快速输入高浓度氧　　　　B. 间断给低浓度氧　　　　C. 高流量高浓度间断给氧

D. 低流量低浓度持续给氧　　　　E. 高流量高浓度持续给氧

11. 心脏能迅速动员的代偿方式是(　　　)

A. 心率增快　　　　B. 心脏扩大　　　　C. 心肌肥大

D. 心肌收缩力增强　　　　E. 心室顺应性增高

12. 导致左心室前负荷过重常见于(　　　)

A. 二尖瓣狭窄　　　　B. 主动脉瓣狭窄　　　　C. 主动脉瓣关闭不全

D. 肺动脉高压　　　　E. 肺栓塞

13. 导致右心室后负荷过重常见于(　　　)

A. 高血压　　　　B. 主动脉瓣狭窄　　　　C. 肺动脉高压　　　　D. 二尖瓣关闭不全

E. 肺栓塞

14. 下列哪项对心脏功能无代偿意义(　　　)

A. 心率加快　　　　B. 心肌收缩力增强　　　　C. 肌源性扩张　　　　D. 心肌肥大

E. 紧张源性扩张

15. 高血压引起的心力衰竭是由于( )

A. 心肌结构破坏   B. 血容量增大   C. 心脏容量负荷过大

D. 循环速度加快   E. 心脏压力负荷过大

16. 下列哪项不是左心衰竭的原因( )

A. 高血压病   B. 冠心病   C. 二尖瓣狭窄   D. 二尖瓣关闭不全

E. 肺动脉瓣关闭不全

17. 左心衰竭的主要表现是( )

A. 胃肠淤血   B. 下肢水肿   C. 颈静脉怒张   D. 血压下降

E. 呼吸困难

18. 左心衰竭发生呼吸困难的主要机制是( )

A. 心肌缺血缺氧   B. 肺淤血水肿   C. 气道狭窄   D. 肺动脉高压

E. 回心血量减少

19. 右心衰竭的临床表现不包括( )

A. 呼吸困难   B. 肝淤血肿大   C. 胃肠道淤血   D. 心性哮喘

E. 下肢水肿

20. 心力衰竭最早出现的改变是( )

A. 心力储备降低   B. 心输出量降低   C. 心脏指数降低

D. 射血分数降低   E. 肺小动脉楔压和中心静脉压增高

21. 下列哪项指标能够反映左心室前负荷变化( )

A. 肺小动脉楔压   B. 中心静脉压   C. 主动脉压   D. 肺总阻力

E. 右心房压

22 目前认为肝性脑病的发病机制最主要的学说是( )

A. 氨中毒学说   B. 假性神经递质学说   C. 血浆氨基酸失衡学说

D. γ–氨基丁酸学说   E. 其他学说

23. 肝性脑病早期主要表现为( )

A. 性格和行为异常   B. 精神错乱   C. 朴翼样震颤   D. 嗜睡

E. 昏迷

24. 肝性脑病时血氨升高的最主要原因是( )

A. 上消化道出血   B. 肠道内蛋白质分解产氨增多   C. 细菌产氨增多

D. 氮质血症   E. 氨的清除减少

25. 血氨升高引起肝性脑病的机制是( )

A. 血浆氨基酸失衡   B. 假神经递质合成增多   C. 干扰脑组织能量代谢

D. 抑制性神经递质合成减少   E. 兴奋性神经递质合成减少

26. 导致肝性脑病的假神经递质是( )

A. 酪胺和羟苯乙醇胺   B. 苯乙胺和苯乙醇胺   C. 多巴胺和去甲肾上腺素

D. 苯乙醇胺和羟苯乙醇胺   E. 苯乙胺和酪胺

27. 假神经递质引起肝性脑病的机制是( )

A. 取代正常神经递质   B. 干扰脑的能量代谢   C. 干扰脑内神经递质间的平衡

D. 属于抑制性神经递质   E. 引起血浆氨基酸失衡

28. 消化道出血诱发肝性脑病的机制是（　　）

A. 肝损害加重，使氨清除减少　　　　　　B. 失血性休克

C. 血液蛋白质被肠道细菌分解，产氨增加　D. 脑组织供血不足

E. 肾脏泌 NH_4^+ 减少

29. 降低血氨的措施，下列哪项错误（　　）

A. 口服抑制肠道细菌药物　　B. 服用精氨酸　　　　C. 应用谷氨酸

D. 碱性液体灌肠　　　　　　E. 口服乳果糖

30. 引起肾前性急性肾衰竭的病因是（　　）

A. 急性肾小管坏死　　B. 休克　　　　　C. 尿路梗阻　　　　　D. 药物中毒

E. 急性肾炎

31. 引起肾后性肾衰竭的病因是（　　）

A. 慢性肾炎　　　　　B. 严重休克　　　C. 肾中毒　　　　　　D. 尿路梗阻

E. 急性肾小管坏死

32. 判断少尿的标准是 24 小时尿量少于（　　）

A. 100 mL　　　　　B. 200 mL　　　　C. 400 mL　　　　　D. 600 mL

E. 800 mL

33. 急性肾衰竭最危险的变化是（　　）

A. 高钾血症　　　　　B. 高钠血症　　　C. 水中毒　　　　　　D. 氮质血症

E. 代谢性酸中毒

34. 急性肾衰竭少尿期，患者最常见的酸碱平衡紊乱是（　　）

A. 代谢性碱中毒　　　B. 代谢性酸中毒　　　　C. 呼吸性碱中毒

D. 呼吸性酸中毒　　　E. 混合性酸中毒

35. 下列哪项不是急性肾衰竭多尿期出现多尿的机制（　　）

A. 肾小球滤过率逐渐恢复　　　　　　B. 肾小管重吸收功能恢复较慢

C. 抗利尿激素分泌减少　　　　　　　D. 肾间质水肿消退，肾小管阻塞解除

E. 渗透性利尿

36. 慢性肾衰竭最常见的病因是（　　）

A. 慢性肾小球肾炎　　B. 慢性肾盂肾炎　C. 肾结石　　　　　　D. 肾结核

E. 多囊肾

37. 慢性肾衰竭患者出现等渗尿标志着（　　）

A. 肾血流量明显减少　　　　　　　　B. 肾小管重吸收钠减少

C. 肾小球滤过率降低　　　　　　　　D. 肾小管浓缩和稀释功能均丧失

E. 肾小管浓缩功能减退，稀释功能正常

38. 尿毒症患者最早和最突出的症状出现在（　　）

A. 内分泌系统　　　　B. 呼吸系统　　　C. 消化系统　　　　　D. 心血管系统

E. 免疫系统

二、填空题

1. 肺通气障碍主要包括_____和_____。

2. Ⅱ型呼吸衰竭患者既有_____血症，又有_____血症。

3. 心力衰竭时，心脏本身的代偿方式包括_____、_____、_____三种。

4. 左心衰竭患者呼吸困难的表现形式有_____、_____和_____。

5. 心力衰竭最常出现的酸碱平衡紊乱是_____。

6. 肝性脑病时血氨生成过多的最常见来源是_____。

7. 肝性脑病患者血浆氨基酸失衡是指_____氨基酸增多，_____氨基酸减少。

8. 根据尿量的变化，可将急性肾衰竭分为_____和_____两类。

9. 少尿型急性肾衰竭可分为_____、_____、_____三个阶段，其中_____病情最危险。

10. 尿量少于_____称为少尿，少于_____称为无尿。

三、名词解释

1. 呼吸衰竭

2. Ⅰ型呼吸衰竭

3. Ⅱ型呼吸衰竭

4. 心力衰竭

5. 紧张源性扩张

6. 肌源性扩张

7. 端坐呼吸

8. 肝性脑病

9. 假神经递质

10. 肾功能衰竭

11. 氮质血症

12. 尿毒症

四、问答题

1. 简述呼吸衰竭的发生机制。

2. 简述心力衰竭时机体功能、代谢的变化。

3. 试述左心衰竭患者出现呼吸困难的机制。

4. 例举肝性脑病的诱因。

5. 试述假神经递质引起肝性脑病的机制。

6. 试述急性肾衰竭少尿期机体的变化特点。

（黄　谦）

第十六节　综合测试题（临床专业）

一、选择题（请从 A、B、C、D、E 五个备选答案中选择一个最佳答案，每题 1 分，共 30 分）

1.肿瘤普查一般采用（　　）
A.尸检　　　　　　B.活检　　　　　　C.细胞学检查　　　　D.动物实验
E.组织细胞培养

2.下列细胞无再生能力的是（　　）
A.心肌细胞　　　　B.肝细胞　　　　　C.上皮细胞　　　　　D.骨细胞
E.平滑肌细胞

3.最常见的栓塞类型是（　　）
A.血栓栓塞　　　　B.空气栓塞　　　　C.羊水栓塞　　　　　D.脂肪栓塞
E.氮气栓塞

4.属于变质性炎症的是（　　）
A.病毒性肝炎　　　B.大叶性肺炎　　　C.风湿性心外膜炎　　D.伤寒
E.急性阑尾炎

5.炎症最常见的原因是（　　）
A.生物性因素　　　B.物理性因素　　　C.化学性因素　　　　D.免疫性因素
E.坏死组织

6.化脓性炎症最常见的炎细胞是（　　）
A.中性粒细胞　　　B.巨噬细胞　　　　C.嗜酸性粒细胞　　　D.淋巴细胞
E.浆细胞

7.良性肿瘤的异型性主要表现为（　　）
A.瘤细胞多形性　　B.瘤细胞核的多形性　　C.病理性核分裂
D.瘤实质及间质排列紊乱　　　　　　　E.瘤细胞浆的改变

8.在动脉粥样硬化的斑块内，可见大量的针状空隙，它们是（　　）
A.泡沫细胞　　　　B.坏死细胞　　　　C.脂肪细胞　　　　　D.胆固醇结晶
E.三酰甘油

9.伤寒病理变化的主要特征是（　　）
A.肠道发生溃疡　　B.脾肿大　　　　　C.胆囊炎
D.全身单核－巨噬细胞系统增生　　　　E.支气管肺炎

10.血吸虫病的病变主要由_____所致（　　）
A.虫卵　　　　　　B.毛蚴　　　　　　C.尾蚴　　　　　　　D.童虫
E.成虫

11.下列哪项水、电解质代谢紊乱，早期易发生休克（　　）

A. 高渗性脱水　　　　B. 低渗性脱水　　　C. 等渗性脱水　　　D. 低钾血症

E. 高钾血症

12. 低钾血症最主要的机体变化是(　　　)

A. 神经肌肉兴奋性降低　　　B. 心肌兴奋性降低　　　C. 肾功能障碍

D. 酸碱平衡紊乱　　　　　　E. 胃肠蠕动减弱

13. 引起高钾血症最常见的原因是(　　　)

A. 大量溶血　　　　　B. 大面积烧伤　　　C. 输入库存血　　　D. 肾排钾减少

E. 钾摄入过多

14. 凹空细胞是_____的特征性病变(　　　)

A. 淋病　　　　　　　B. 梅毒　　　　　　C. 尖锐湿疣　　　　D. 艾滋病

E. 非淋菌性尿道炎

15. 细菌性痢疾的病变主要发生于(　　　)

A. 空肠　　　　　　　B. 回肠　　　　　　C. 回盲部　　　　　D. 升结肠

E. 直肠

16. 正常人进入高原或通风不良的矿井中发生缺氧的原因是(　　　)

A. 吸入气体氧分压过低　　　B. 外呼吸功能障碍　　　C. 血液失去携氧能力

D. 组织利用氧障碍　　　　　E. 以上都不是

17. 风湿性心内膜炎最常侵犯(　　　)

A. 二尖瓣　　　　　　B. 三尖瓣　　　　　C. 主动脉瓣　　　　D. 肺动脉瓣

E. 静脉瓣

18. 肺癌最常见的组织学类型是(　　　)

A. 鳞癌　　　　　　　B. 腺癌　　　　　　C. 小细胞癌　　　　D. 大细胞癌

E. 癌肉瘤

19. 食管癌最常发生于(　　　)

A. 上段　　　　　　　B. 中段　　　　　　C. 下段　　　　　　D. 颈段

E. 胸段

20. 休克的本质是(　　　)

A. 心输出量升高　　　B. 动脉血压不变　　C. 微循环障碍　　　D. 外周阻力降低

E. 血容量降低

21. 缺氧患者皮肤、黏膜呈樱桃红色，你首先考虑(　　　)

A. 亚硝酸盐中毒　　　B. 氰化物中毒　　　C. 一氧化碳中毒　　　D. 药物中毒

E. 煤气中毒

22. 浸润型肺结核病变部位多位于(　　　)

A. 肺尖部　　　　　　B. 锁骨上区　　　　C. 左肺下叶　　　　D. 肺下叶上部

E. 肺上叶下部

23. 子宫颈癌的主要病因是(　　　)

A. HPV　　　　　　　B. 多产　　　　　　C. 雌激素　　　　　D. 辐射

E. 吸烟

24.甲状腺癌最常见的类型是( )

A.乳头状癌　　　　　　B.滤泡癌　　　　　C. Hürthle 细胞癌　　　D.髓样癌

E.未分化癌

25.慢性肺源性心脏病的主要病变特点是( )

A.左心室肥大　　　　　B.左心房肥大　　　　C.右心室肥大　　　　D.右心房肥大

E.右心室缩小

26.肾盂肾炎好发于( )

A.育龄女性　　　　　　B.青春期男生　　　　C.儿童　　　　　　　D.老年人

E.青壮年男性

27.大肠癌的好发部位是( )

A.直肠　　　　　　　　B.乙状结肠　　　　　C.横结肠　　　　　　D.降结肠

E.升结肠

28.二氧化硅尘致病力最强的是( )

A. $<5~\mu m$　　　　　B. $>5~\mu m$　　　　C. $<3~\mu m$　　　　D. $1\sim2~\mu m$

E. $3\sim4~\mu m$

29.下列不符合肿瘤性增生特点的是( )

A.异常增殖　　　　　　B.分化障碍　　　　　C.常形成肿块

D.失去机体的正常调控　　　　　　　　　　　E.增生过程中需致瘤因素持续存在

30.一成年患者因车祸致胫骨粉碎性骨折,整复时突然死亡,其原因可能是( )

A.伤口感染后引起脑膜脑炎　　　　　　　　　B.脂肪栓塞

C.股静脉血栓形成　　　　　　　　　　　　　D.脑动脉粥样硬化

E.气体栓塞

二、填空题(每空 1 分,共 20 分)

1.从形态学而言,适应的表现形式有＿＿＿＿＿、＿＿＿＿＿、＿＿＿＿＿和

＿＿＿＿＿。

2.肿瘤的转移方式包括＿＿＿＿＿、＿＿＿＿＿和＿＿＿＿＿。

3.肾病综合征三高一低是指＿＿＿＿＿、＿＿＿＿＿、＿＿＿＿＿和＿＿＿＿＿。

4.乳腺癌最常见的组织学类型是＿＿＿＿＿。

5.糖尿病"三多一少"是指＿＿＿＿＿、＿＿＿＿＿、＿＿＿＿＿和＿＿＿＿＿。

6.缺氧一般可分为＿＿＿＿＿、＿＿＿＿＿、＿＿＿＿＿和＿＿＿＿＿四种类型。

三、名词解释(每小题 4 分,共 20 分)

1.脑死亡

2.血栓形成

3.肉芽肿性炎

4.原发综合征

5.肝硬化

四、问答题(共 20 分)

1. 列表比较良性肿瘤与恶性肿瘤的区别。
2. 叙述休克早期临床表现及形成原因。
3. 简述良性高血压的病理变化。
4. 简述血液性缺氧的常见原因。

五、病例分析(共 10 分)

男,18 岁,因高热、咳嗽 2 天,胸痛、呼吸困难 1 天就诊。3 天前患者参加了班级组织的春游,午后突下暴雨,衣服被淋湿。次日出现畏寒、高热、咳嗽。患者自行到药店购买感冒药,治疗效果不佳。1 天前出现呼吸急促、胸闷、胸痛,咳嗽时胸痛更甚,并咳出少量黏稠铁锈色痰。体格检查:T 39.5℃。急性病容,口唇发绀。左肺触觉语颤增强,叩诊浊音,听诊呼吸音减弱,可闻及支气管呼吸音。左胸可听到胸膜摩擦音。实验室检查:白细胞 $15 \times 10^9/L$,中性粒细胞 85% 。X 线胸片示左肺下叶大片致密阴影。

试分析:

1. 请做出诊断,并写出诊断依据。
2. 患者为什么会出现咳嗽、咳铁锈色痰、胸痛?
3. 该病最常见的病因是什么?
4. 该病可能发生哪些并发症?

(吴新刚)

第十七节　综合测试题(护理专业)

一、选择题(请从 A、B、C、D、E 五个备选答案中选择一个最佳答案,每题 1 分,共 30 分)

1. 男,45 岁,刺激性干咳 30 天。患者有 20 年吸烟史。你建议他做什么检查(　　　)
A. 活检　　　　　　　B. 痰脱落细胞学检查　　　C. 核磁共振　　　D. 彩超
E. 组织细胞培养

2. 下列属于永久性细胞的是(　　　)
A. 间皮细胞　　　　　　B. 表皮细胞　　　　　　C. 神经细胞
D. 呼吸及消化道黏膜上皮细胞　　　　　E. 淋巴造血细胞

3. 突然解除止血带时局部血管高度扩张充血称为(　　　)
A. 动脉性充血　　　　B. 静脉性充血　　　C. 生理性充血　　　D. 减压后充血
E. 炎性充血

4. 一成年患者因车祸致胫骨粉碎性骨折,整复时突然死亡,其原因可能是(　　　)
A. 伤口感染后引起脑膜脑炎　　　B. 脂肪栓塞　　　C. 股静脉血栓形成
D. 脑动脉粥样硬化　　　　　　　E. 气体栓塞

5. 变态反应和寄生虫感染性炎症常见的炎细胞是(　　)

A. 中性粒细胞　　　　B. 巨噬细胞　　　　C. 嗜酸性粒细胞　　　　D. 淋巴细胞

E. 浆细胞

6. 下列哪项符合渗出液的特点(　　)

A. 蛋白含量 25 g/L 以下　　　　B. 细胞数大于 0.50×10^9/L　　　　C. 比重小于 1.108

D. 不能自凝　　　　E. 外观澄清

7. 炎症最常见的原因是(　　)

A. 物理性因素　　　　B. 化学性因素　　　　C. 生物性因素　　　　D. 免疫因素

E. 坏死组织

8. 良性肿瘤的主要生长方式是(　　)

A. 膨胀性生长　　　　B. 外生性生长　　　　C. 浸润性生长　　　　D. 缓慢生长

E. 快速生长

9. 发生于纤维组织的恶性肿瘤正确命名是(　　)

A. 恶性纤维瘤　　　　B. 纤维瘤　　　　C. 纤维肉瘤　　　　D. 纤维癌

E. 恶性纤维肉瘤

10. 世界卫生组织规定高血压诊断标准是收缩压/舒张压大于或者等于(　　)

A. 140/90 mmHg　　　　B. 150/90 mmHg　　　　C. 160/90 mmHg　　　　D. 170/90 mmHg

E. 145/95 mmHg

11. 在动脉粥样硬化的斑块内,可见大量的针状空隙,它们是(　　)

A. 泡沫细胞　　　　B. 坏死细胞　　　　C. 脂肪细胞　　　　D. 胆固醇结晶

E. 三酰甘油

12. 高血压病血压持续升高的基本因素是(　　)

A. 细小动脉痉挛　　　　B. 钠水潴留　　　　C. 细小动脉硬化　　　　D. 肾素分泌增多

E. 心力衰竭

13. 高血压病脑出血最常见的部位是(　　)

A. 内囊基底核　　　　B. 齿状核　　　　C. 脑桥　　　　D. 小脑

E. 端脑

14. 大叶性肺炎最常见的致病菌是(　　)

A. 葡萄球菌　　　　B. 肺炎球菌　　　　C. 肺炎杆菌　　　　D. 溶血性链球菌

E. 大肠埃希杆菌

15. 小叶性肺炎的病变范围(　　)

A. 以呼吸性细支气管为中心　　　　B. 以终末细支气管为中心　　　　C. 以细支气管为中心

D. 以支气管为中心　　　　E. 以肺泡管为中心

16. 我国门脉性肝硬化的常见原因是(　　)

A. 营养缺乏　　　　B. 病毒性肝炎　　　　C. 慢性乙醇中毒　　　　D. 毒物中毒

E. 血吸虫感染

17. 我国最常见的病毒性肝炎是(　　)

A. 甲型肝炎　　　　B. 乙型肝炎　　　　C. 丙型肝炎　　　　D. 丁型肝炎

E. 戊型肝炎

18. 肝硬化晚期患者死亡的最常见原因是( )

A. 合并感染 B. 合并肺炎 C. 肾衰竭 D. 上消化道出血

E. 合并肝癌

19. 新月体性肾小球肾炎的主要病变特点是( )

A. 肾小球内有大量新月体形成 B. 肾体积增大 C. 切面皮质变薄

D. 大红肾 E. 肾小球发生玻璃样变

20. 继发性肺结核病最常见的类型是( )

A. 局灶型肺结核 B. 浸润型肺结核 C. 慢性纤维空洞型肺结核

D. 干酪样肺炎 E. 结核球

21. 高渗性脱水的补液原则是( )

A. 先盐后糖 B. 先糖后盐 C. 先慢后快 D. 可口服补液

E. 以上都不是

22. 发热与过热的本质区别在于( )

A. 体温超过正常值 0.5℃ B. 体温调节障碍 C. 体温调定点上移

D. 散热障碍 E. 产热器官异常

23. 休克的本质是( )

A. 动脉血压降低 B. 外周阻力升高 C. 微循环障碍 D. 循环血量不足

E. 微血栓形成

24. 休克治疗时应遵循的补液原则是( )

A. 失多少,补多少 B. 需多少,补多少 C. 宁多勿少 D. 宁少勿多

E. 以上都不是

25. 在海平面条件下,诊断Ⅱ型呼吸衰竭的根据是( )

A. $PaO_2 < 60$ mmHg B. $PaO_2 < 50$ mmHg C. $PaCO_2 > 60$ mmHg

D. $PaCO_2 > 50$ mmHg E. $PaO_2 < 60$ mmHg, $PaCO_2 > 50$ mmHg

26. 以下哪项不是阻塞性通气不足的原因( )

A. 慢性支气管炎 B. 支气管哮喘 C. 声带麻痹

D. 肺泡表面活性物质减少 E. 喉头水肿

27. 下述诱发肝性脑病的因素中最常见的是( )

A. 消化道出血 B. 利尿药使用不当 C. 便秘 D. 感染

E. 尿毒症

28. 临床上应用乳果糖治疗肝性脑病的理论依据是( )

A. 氨中毒学说 B. 假性神经递质学说 C. 氨基酸失衡学说

D. GABA 学说 E. 综合学说

29. 肾前性急性肾衰竭最多见的原因是( )

A. 汞中毒 B. 急性肾炎 C. 肾内血栓形成 D. 尿路梗阻

E. 休克早期

30. 少尿性肾衰竭最危险阶段是( )

A. 少尿期 B. 多尿早期 C. 多尿后期 D. 恢复早期

E. 恢复后期

二、填空题(每空1分, 共20分)

1. 疾病的过程一般可分为四期, 即＿＿＿＿＿＿、＿＿＿＿＿＿、＿＿＿＿＿＿和＿＿＿＿＿＿。

2. 细胞坏死的主要形态学标志是＿＿＿＿＿＿的变化, 表现为＿＿＿＿＿＿、＿＿＿＿＿＿和＿＿＿＿＿＿。

3. 血栓对机体的不利影响包括＿＿＿＿＿＿、＿＿＿＿＿＿、＿＿＿＿＿＿和＿＿＿＿＿＿。

4. 低钾血症最常见的原因是＿＿＿＿＿＿; 导致患者死亡的最常见原因是＿＿＿＿＿＿。

5. 肿瘤血道转移最常转移的器官为＿＿＿＿＿＿和＿＿＿＿＿＿。

6. 大叶性肺炎的常见并发症有＿＿＿＿＿＿、＿＿＿＿＿＿、＿＿＿＿＿＿和＿＿＿＿＿＿。

三、名词解释(每小题4分, 共20分)

1. 化生
2. 假膜性炎
3. 原位癌
4. 休克
5. 结核球

四、问答题(共30分)

1. 什么叫血栓形成? 其形成条件有哪些?
2. 如何区别癌与肉瘤?
3. 简述血液性缺氧的常见原因。
4. 简述心力衰竭的常见原因。

(吴新刚)

附录一：技能考核方案

　　病理学技能考核由形成性考核和终结性考核两部分组成。形成性考核占技能考核的20%，以实验报告、分组讨论和合作性实验中的表现为主。终结性考核占技能考核成绩的80%，采用百分制评分，包括大体标本(40分)、显微镜操作(10分)、病理切片(10分)及病例分析(40分)，现场考核，时间45分钟。终结性考核具体方案如下：

一、考试范围

　　1.临床专业

　　(1)大体标本：肾萎缩、肾浊肿、肝浊肿、脂肪肝、干酪样坏死、足干性坏疽、肺淤血、肝淤血、蛛网膜下隙出血、败血症性脑出血、脾贫血性梗死、肠出血性坏死、流行性乙型脑炎、纤维素性胸膜炎、渗出性心外膜炎、脑脓肿、毛霉菌性肺脓肿、坏疽性阑尾炎、肠出血性炎、慢性胆囊炎、肺炎性假瘤、输尿管口息肉、肝癌肺转移、癌种植性转移、淋巴结转移癌、空肠腺瘤、龟头鳞癌、小肠腺癌、子宫肌瘤、纤维瘤、皮肤血管瘤、骨肉瘤、肠恶性淋巴瘤、视网膜母细胞瘤、卵巢囊性畸胎瘤、肠多发性息肉癌变、动脉粥样硬化、心肌梗死、心内膜附壁血栓、脑出血、大叶性肺炎、小叶性肺炎、融合性小叶性肺炎、肺鳞癌、肺腺癌、肺未分化癌、胃溃疡、食管癌、溃疡型胃癌、门脉性肝硬化、脾淤血、原发性肝癌、慢性肾炎、乳腺浸润性导管癌、Paget病、甲状腺腺瘤、甲状腺癌、粟粒性肺结核、肝粟粒性结核、肾结核、肠伤寒、肠伤寒穿孔、伤寒脾肿大、急性细菌性痢疾。

　　(2)病理切片：肾细胞水肿、肝细胞水肿、肝脂肪变性、肉芽组织、慢性肺淤血、慢性肝淤血、脾贫血性梗死、混合性血栓、各类炎细胞、流行性乙型脑炎、化脓性脑膜炎、急性化脓性阑尾炎、皮肤乳头状瘤、结肠腺瘤、高分化鳞癌、结肠腺癌、乳腺纤维腺瘤、冠状动脉粥样硬化、原发性颗粒性固缩肾、风湿性心肌炎、慢性支气管炎、肺气肿、大叶性肺炎、小叶性肺炎、硅肺、消化性溃疡、病毒性肝炎、门脉性肝硬化、肝癌、新月体性肾小球肾炎、毛细血管内增生性肾小球肾炎、子宫颈鳞癌、乳腺癌、甲状腺肿、肺结核、尖锐湿疣。

　　(3)病例分析：湿性坏疽、高血压病、冠状动脉粥样硬化性心脏病、风湿性心脏病、慢性支气管炎、大叶性肺炎、小叶性肺炎、肺癌、胃溃疡、病毒性肝炎、门脉性肝硬化、肾小球肾炎、子宫颈癌、乳腺癌、糖尿病、肺结核、伤寒、细菌性痢疾、血吸虫病。

　　2.护理及其他专业

　　(1)大体标本：肾萎缩、肾浊肿、肝浊肿、脂肪肝、干酪样坏死、足干性坏疽、肺淤血、肝淤血、蛛网膜下隙出血、脾贫血性梗死、肠出血性坏死、流行性乙型脑炎、渗出性心外膜炎、脑脓肿、毛霉菌性肺脓肿、坏疽性阑尾炎、肠出血性炎、慢性胆囊炎、肝癌肺转移、癌种植性转移、淋巴结转移癌、空肠腺瘤、龟头鳞癌、小肠腺癌、子宫肌瘤、纤维瘤、皮肤血管瘤、骨肉瘤、肠恶性淋巴瘤、视网膜母细胞瘤、卵巢囊性畸胎瘤、肠多发性息肉癌变、动脉粥样硬化、心肌梗死、心内膜附壁血栓、脑出血、大叶性肺炎、小叶性肺炎、融合性小叶性肺炎、粟粒性肺结核、肾结核、门脉性肝硬化。

（2）病理切片：肾细胞水肿、肝细胞水肿、肝脂肪变性、肉芽组织、慢性肺淤血、慢性肝淤血、脾贫血性梗死、混合性血栓、流行性乙型脑炎、化脓性脑膜炎、急性化脓性阑尾炎、皮肤乳头状瘤、结肠腺瘤、高分化鳞癌、结肠腺癌、乳腺纤维腺瘤、冠状动脉粥样硬化、原发性颗粒性固缩肾、大叶性肺炎、肺结核、小叶性肺炎、门脉性肝硬化。

（3）病例分析：湿性坏疽、高血压病、冠状动脉粥样硬化性心脏病、大叶性肺炎、小叶性肺炎、门脉性肝硬化、肾小球肾炎、肺结核。

二、考试程序和要求

1. 学生以学号为序分组，每 12 人一组。考前由学习委员提交名单。

2. 考试在显微互动实验室进行，每室安排 2 名教师监考。

3. 教师随机选取 10 张大体标本数字化照片，要求学生做出病理诊断（时间 10 分钟）。

4. 学生随机抽取切片 2 张，依次在低倍镜和高倍镜下找出典型病变，做出病理诊断，并写出病变特点（时间 15 分钟）。

5. 学生随机抽取病例分析 1 份（时间 20 分钟）。

6. 考试结束后，学生立即离开考场，不得在考场附近逗留。

（吴新刚）

附录二：正常组织学图谱

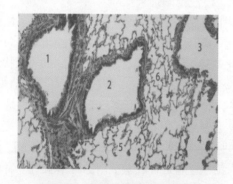

附图 1　正常肺组织（低倍镜）
1—细支气管；2—终末细支气管；3—呼吸细支气管
4—肺泡管；5—肺泡囊；6—肺泡

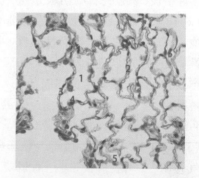

附图 2　正常肺组织（高倍镜）
1—肺泡；2—肺泡壁（肺间质）；3—Ⅰ型肺泡细胞
4—Ⅱ型肺泡细胞；5—巨噬细胞

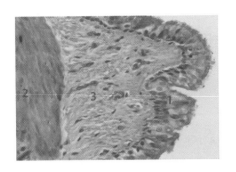

附图 3　正常肺组织（高倍镜）

1—假复层纤毛柱状上皮；

2—平滑肌；3—疏松结缔组织

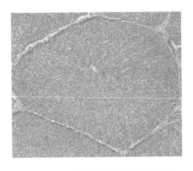

附图 4　正常肝组织（低倍镜）

肝实质主要由肝小叶构成，小叶间结缔组织称门管区；肝小叶呈多边棱柱体，中央为中央静脉，中央静脉周围是放射状排列的肝索，肝索之间为肝窦。

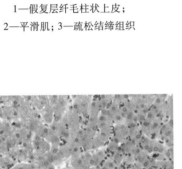

附图 5　正常肝组织（高倍镜）

1—中央静脉；2—肝索；3—肝窦

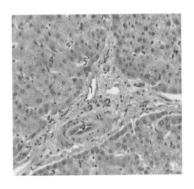

附图 6　正常肝组织（高倍镜）

1—小叶间静脉；2—小叶间胆管；

3—小叶间动脉；4—肝索；5—肝窦

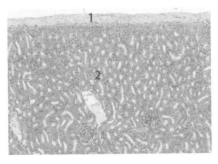

附图 7　正常肾组织（低倍镜）

1—被膜；2—实质

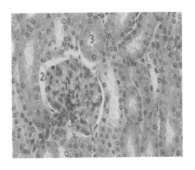

附图 8　正常肾组织（高倍镜）

1—肾小球；2—肾小囊；3—近曲小管

（向安萍　张年凤）

参考文献

[1] 刘玮，吴新刚. 病理学. 西安：世界图书出版公司，2012
[2] 步宏. 病理学与病理生理学. 第3版. 北京：人民卫生出版社，2012
[3] 黎音，金茂强. 病理学实验指导. 北京：科学出版社，2006
[4] 丁运良. 病理学实验指导. 上海：第二军医大学出版社，2007
[5] 文彬，刘钧，李祖茂. 病理学实验指导与考试指南. 北京：科学出版社，2012
[6] 李萍，雷久士. 病理学实验指导. 北京：科学出版社，2007
[7] 王绪洲，李瑞峰，李秀敏. 病理学与病理生理学实验指导. 北京：科学出版社，2008
[8] 李玉林. 病理学理论纲要与实验指导. 北京：人民卫生出版社，2005
[9] 刘凤. 病理生理学实验指导. 北京：军事医学科学出版社，2002
[10] 牟嘉萍，刘兰. 病理学与病理生理学实验指导. 北京：中国医药科技出版社，2012

图书在版编目(CIP)数据

病理学实训指导/吴新刚,黄谦主编. —长沙:中南大学出版社,
2013.8

ISBN 978 – 7 – 5487 – 0890 – 2

Ⅰ.病... Ⅱ.①吴...②黄... Ⅲ.病理学 – 高等学校 – 教学
参考资料 Ⅳ.R36

中国版本图书馆 CIP 数据核字(2013)第 108936 号

病理学实训指导

主编 吴新刚 黄 谦

□责任编辑　李　娴

□责任印制　易建国

□出版发行　中南大学出版社

　　　　　　社址:长沙市麓山南路　　　邮编:410083

　　　　　　发行科电话:0731-88876770　传真:0731-88710482

□印　　装　湖南鑫成印刷有限公司

□开　　本　787×1092　1/16　□印张 9.5　□字数 234 千字

□版　　次　2013 年 8 月第 1 版　□2016 年 3 月第 4 次印刷

□书　　号　ISBN 978 – 7 – 5487 – 0890 – 2

□定　　价　38.00 元

图书出现印装问题,请与经销商调换